ケアの意味を見つめる
事例研究

看護実践の知を探求する研究方法論

CMC Case Study to Focus on the Meaning of Care

編集

山本　則子　　東京大学大学院医学系研究科健康科学・看護学専攻・教授
柄澤　清美　　新潟青陵大学大学院看護学研究科・教授

編集協力

「ケアの意味を見つめる事例研究」検討グループ

山本　則子　　東京大学大学院医学系研究科健康科学・看護学専攻・教授
雨宮　有子　　千葉県立保健医療大学健康科学部・准教授
家髙　　洋　　東北医科薬科大学教養教育センター・センター長/
　　　　　　　同センター哲学教室・教授
池田　真理　　東京大学大学院医学系研究科健康科学・看護学専攻・教授
柄澤　清美　　新潟青陵大学大学院看護学研究科・教授
角川　由香　　東京大学大学院医学系研究科健康科学・看護学専攻・助教
仁昌寺貴子　　日本赤十字看護大学大学院看護学研究科・准教授
野口麻衣子　　東京科学大学大学院保健衛生学研究科・准教授
望月　由紀　　東都大学幕張ヒューマンケア学部・教授
山花　令子　　武蔵野大学通信教育部人間科学部人間科学科看護学コース・准教授
吉田　滋子　　東京大学大学院医学系研究科健康科学・看護学専攻・客員研究員

医学書院

ケアの意味を見つめる事例研究
―看護実践の知を探求する研究方法論

発　　　行　2025 年 3 月 15 日　第 1 版第 1 刷ⓒ
編　　　集　山本則子・柄澤清美
編集協力　「ケアの意味を見つめる事例研究」検討グループ
発　行　者　株式会社　医学書院
　　　　　　代表取締役　金原　俊
　　　　　　〒113-8719　東京都文京区本郷 1-28-23
　　　　　　電話　03-3817-5600（社内案内）
印刷・製本　三報社印刷

本書の複製権・翻訳権・上映権・譲渡権・貸与権・公衆送信権（送信可能化権
を含む）は株式会社医学書院が保有します．

ISBN978-4-260-05711-0

本書を無断で複製する行為（複写，スキャン，デジタルデータ化など）は，「私
的使用のための複製」など著作権法上の限られた例外を除き禁じられています．
大学，病院，診療所，企業などにおいて，業務上使用する目的（診療，研究活
動を含む）で上記の行為を行うことは，その使用範囲が内部的であっても，私的
使用には該当せず，違法です．また私的使用に該当する場合であっても，代行
業者等の第三者に依頼して上記の行為を行うことは違法となります．

JCOPY　〈出版者著作権管理機構　委託出版物〉
本書の無断複製は著作権法上での例外を除き禁じられています．
複製される場合は，そのつど事前に，出版者著作権管理機構
（電話 03-5244-5088，FAX 03-5244-5089，info@jcopy.or.jp）の
許諾を得てください．

執筆(執筆順)

山本　則子	東京大学大学院医学系研究科健康科学・看護学専攻・教授
雨宮　有子	千葉県立保健医療大学健康科学部・准教授
吉田　滋子	東京大学大学院医学系研究科健康科学・看護学専攻・客員研究員
柄澤　清美	新潟青陵大学大学院看護学研究科・教授
野口麻衣子	東京科学大学大学院保健衛生学研究科・准教授
山花　令子	武蔵野大学通信教育部人間科学部人間科学科看護学コース・准教授
望月　由紀	東都大学幕張ヒューマンケア学部・教授
家髙　洋	東北医科薬科大学教養教育センター・センター長/ 同センター哲学教室・教授
野尻　清香	医療法人萌和会　いまケア訪問看護リハビリステーション
田嶋ひろみ	亀田総合病院/亀田訪問看護センター/訪問看護認定看護師
佐藤　美雪	訪問看護ステーションけせら所長/訪問看護認定看護師
米村　法子	田園調布医師会立訪問看護ステーション
仁昌寺貴子	日本赤十字看護大学大学院看護学研究科・准教授
池田　真理	東京大学大学院医学系研究科健康科学・看護学専攻・教授
山内　典子	東京女子医科大学病院看護部/精神看護専門看護師
高岡茉奈美	東京大学大学院医学系研究科健康科学・看護学専攻・特任助教
岡田　理沙	ケアプロ在宅医療株式会社
小倉　遊	ケアプロ訪問看護ステーション東京・中野ステーション
高田　雄貴	ケアプロ訪問看護ステーション東京・足立ステーション

執筆協力

中野　博美	台東区立台東病院/台東区立老人保健施設千束看護介護部・ 看護介護統括部長

序

　本書は，「ケアの知」を共有可能にするための過去12年ほどの活動の集大成です．ですが，この取り組みは「ケアの意味を見つめる事例研究（Case Study to Focus on the Meaning of Care：CMC）」検討グループメンバーそれぞれが，ケアのもつ「人を動かす力」，ケアのやりとりを通じてケア実践者とケアの受け手の双方が変容してゆく姿に驚き，すぐれたケアの営みの価値をぜひ共有したいと願ったときから始まっていたともいえます．事例研究方法を開発するぞ，という強い決意というよりは，日ごろの意識の底辺を流れるかすかな思いに動かされ，事例研究に取り組んだことがきっかけになりました．その事例研究の取り組みは，予想を超える多くの方々——看護職をはじめケアに日々取り組んでいる方々や，看護・ケアをとても大切に思っている研究者の皆さん——の共感をいただきました．そこからは，CMCを大事に思ってくださる方々の言葉に突き動かされ，自ら関心をもち集まってきた人たちでできた検討グループの力で，CMCは徐々に形になってきました．

　そのようなわけですので，この本は，まずなによりも，看護をはじめとするケアの実践をとても大事に思っている方々に向けて書かれています．ケアは，少子超高齢社会，多死時代を迎えた現代および今後の社会にとって，最も大切な営みの1つだと思います．にもかかわらず，ご自身の実践の価値に気づかないまま日々の仕事に追われる方々，自分のケアに満足できないけれど何をどう学んだらよいかわからない方々が，とても多いように思われます．そのようなケアの実践者の皆さんに，自分たちのケアの素晴らしさに気づき，その素晴らしいケアを，周囲の同僚，後輩や，ケアの受け手である方々にも共有可能な形で表してほしいと思って本書を書きました．そうすることで，自分のケア実践に自信と誇りをもって，ケアの仕事をしていきましょう，というメッセージでもあります．

　一方，素晴らしいケアの姿に導かれてCMCを進め，学会誌への投稿と査読の経験を重ねていくうちに，自分たちがとても大きなチャレンジをせざるを得ないことに気づき始めました．CMCは，特にケア実践の学問領域に関わる研究者の皆さんに，科学のあり方そのものを見直そうと主張しています．それは，開発グループの個人的な信念や思いなどではなく，私たちが共有したいと願うケア実践自体が，そのように主張してくるのです．ケア実践が私たちの学問の中心的な関心である以上，いつかは実証主義科学を偏重するあり方を変更しなければなりません．これは，世界全体がこれまでの実証主義科学による発展の限界を実感している現代においては，ケア実践のみならず他の多くの学問領域でも不可避なことであり，その端緒はすでにあちこちでみられてもいます．ですが，ケアを実践する私たちだからこそ，科学の進化の必要性にいち早く気づき，新たな研究方法を探求し，他領域の方々に紹介できるようにも思います．

本書の構成と主な読者対象

本書は，私たちが開発に取り組んできた CMC の方法に基づいて，ケア実践の事例研究に取り組むことに関心をもつ人たち（ケア実践者や研究者など）と，事例研究論文の査読にあたる人たちを第一の読者として想定しています．本書の構成は，以下の通りです．

第1部「ケアの意味を見つめる事例研究」とは―どう生まれたか 何をめざしているか

- **1章 すぐれた実践を共有可能にする**

CMC 開発の経緯と，CMC の考え方について説明します．CMC が何を目的・ゴールにしているのか，という根本の部分をまず理解していただけると，なぜこのような方法をとらなければならないと私たちが考えるのかがわかり，CMC を研究方法として使っていただきやすいと思います．

第2部「ケアの意味を見つめる事例研究」の進め方

- **2章 「ケアの意味を見つめる事例研究」にとりかかる**

CMC を始めるのはどんなときか，どんなケア実践事例を選ぶか，どのようなチームで CMC に取り組むかなど，CMC を始める準備に関して解説します．

- **3章 意識化/言語化**

CMC の第一歩として，自分のケア実践について振り返り，意識化し，それを言語化するプロセスについて解説します．

- **4章 メタファー化**

CMC の特徴であるメタファーを用いたケア実践のキャッチコピー創り，「見出し」創りから，ケア実践をまとめて可視化する「表」創りまでを解説します．「表」ができれば，学会発表はすぐそこです．この章では，ポスターを中心とした学会発表までの道のりについても解説します．

- **5章 再ナラティブ化（文章化）**

CMC らしい論文の書き方について解説します．CMC の論文形式は，これまでの実証的な研究論文とはかなり様相が異なります．

- **6章 研究計画書の作成と倫理的配慮**

CMC を行う際の研究計画書の書き方と，倫理審査の申請書の書き方をまとめています．個別事例を扱う CMC では，倫理的配慮が特に重要で，いまなお私たちも詳細に検討を進めています．

第3部「ケアの意味を見つめる事例研究」の学術性

- **7章 「ケアの意味を見つめる事例研究」の学術性と査読**

論文が書けたら，学会誌への投稿が次のステップです．CMC の学術性については，査読の過程で様々な意見を得ます．本章では，査読に対応するために，CMC の学術性とはどのようなものかについて，私たちの考えを述べています．特に CMC 論文を査読される人たちにはぜひ読んでもらいたい章です．

- **8章　看護学と科学と普遍性**

CMC検討グループのメンバーである2人の哲学研究者が，検討グループでこれまでに積み重ねてきた討議をもとに，看護学と科学について検討した内容を報告します．哲学分野の用語が多く使われているので，少し読みにくく感じるかもしれません．しかし，ケア実践に資する学術的視点について考えるうえで非常に重要なので，ぜひご一読ください．

第4部「ケアの意味を見つめる事例研究」の活用と展開

- **9章　「ケアの意味を見つめる事例研究」を現場で使う**

最後の章では，CMCに実際に取り組んだ感想や，現場での様々な活用の事例を紹介します．「CMCに取り組んでみたいけれど，できるかな？」と不安に思う方や，実際に取り組んだ経験について知りたい方は，まず最初にこの章からお読みいただけるとよいかもしれません．

　CMCが，ケア実践事例を通じて「ケアの知」を多くの皆さんと共有するためのツールとなること，そのような取り組みがケアの世界をより元気にしてゆくこと，そしてこれからのケア実践の科学のあり方を見直すきっかけになることを，執筆者一同心より願っています．

　ここに至るまでにお世話になりました多くの方々に感謝して，皆さんに本書をお届けします．できることならば多くの方のご意見・ご教示をいただき，さらなる進化をめざしたいと思います．なにとぞよろしくお願い申し上げます．

2025年2月

編集　山本則子

目次

第1部

「ケアの意味を見つめる事例研究」とは
──どう生まれたか 何をめざしているか

1章

すぐれた実践を共有可能にする
──「ケアの意味を見つめる事例研究」の挑戦 　　　　　山本則子　　3

「ケアの意味を見つめる事例研究」にたどりつくまで	4
ケア実践の知はどのようなものか	6
共有可能な実践知を生むための事例研究のポイント	9
「ケアの意味を見つめる事例研究」のアウトライン	13
「ケアの意味を見つめる事例研究」の3つの特徴	15
「ケアの意味を見つめる事例研究」の方法論的背景	15
「ケアの意味を見つめる事例研究」の学術性─「厳密性」とは	18

第2部

「ケアの意味を見つめる事例研究」の
進め方

2章

「ケアの意味を見つめる事例研究」にとりかかる 　　　　雨宮有子　　25

事例研究を始めるのはどんなときか	26
どんな実践事例を選ぶか─いくつかの前提条件	26
取り上げる事例の特徴とポイント	27
事例研究はチームを組んで進める	29

ix

3章

意識化/言語化
―ワークシートの記述と「問われ語り」

吉田滋子　31

意識化/言語化のプロセス―データとなる事例の記述の第一歩　32

「問われ語り」の実施―ワークシートを充実させ，データとなる記述を厚くする

40

4章

メタファー化
―キャッチコピー創りから「見出し」創り，
　「表」創りを経て学会発表へ

柄澤清美　53

「ケアの意味を見つめる」ことに「メタファー」を利用する　54

実践の意味を見つめキャッチコピーで表してみる　56

「見出し」創りから「表」創りへ
―「大見出し」「小見出し」と実践の往還から事例の全体像を構築する　61

「表」が完成したら学術集会で発表しよう　74

5章

再ナラティブ化（文章化）
―事例研究論文を執筆する

野口麻衣子　79

論文の構成と執筆の方法・注意点　80

緒言（はじめに）　80

方法　81

結果　82

考察　87

論文の投稿　88

論文を書くための Tips　89

まとめ　90

6章

研究計画書の作成と倫理的配慮

93

研究計画書の構成　雨宮有子　94

研究計画書作成の意義　101

倫理的配慮　山花令子　102

第**3**部

「ケアの意味を見つめる事例研究」の学術性

7章

「ケアの意味を見つめる事例研究」の学術性と査読
山本則子　115

「ケアの意味を見つめる事例研究」論文の位置づけ	116
看護実践の事例研究の学術性	117
おわりに	124

8章

看護学と科学と普遍性
―「ケアの意味を見つめる事例研究」から考えるケアの知　127

看護学と科学	望月由紀	128
看護に求められる知「フロネーシス」		130
「ケアの意味を見つめる事例研究」の普遍性	家髙　洋	134
事例研究の「普遍性」について―河合の事例研究論から		135
実践を読むことの現象学的解明 ―鯨岡の「エピソード記述」の論述に基づいて		139
物語について―ブルーナーの議論から		143
事例記述の方法について		145
まとめと課題		147

第4部

「ケアの意味を見つめる事例研究」の活用と展開

9章

「ケアの意味を見つめる事例研究」を現場で使う 155

CMC に取り組んだ経験

1.	「見えた」「伝わった」私たちの看護	野尻清香	156
2.	事例研究の出会いからチャレンジまで —小さな看護実践に光を当ててその意味を見つめたこと	田嶋ひろみ	159
3.	事例研究を通して自分の中にコアとなる看護観を見出す	佐藤美雪	162
4.	実践を論文にまとめることの醍醐味	米村法子	164

組織で CMC を使う

1.	事例検討から始める事例研究—ラダー研修（さいたま赤十字病院）	仁昌寺貴子	166
2.	専門看護師による事例研究（東京女子医科大学）	池田真理・山内典子	172
3.	退院カンファレンスにおける活用（台東区立台東病院）	高岡茉奈美	178
4.	訪問看護における活用（ケアプロ訪問看護ステーション東京）	岡田理沙・小倉　遊・高田雄貴	186

あとがき		205
索引		207

COLUMN	ワークシートへの記述の例	吉田滋子	38
	よい「問い手」になるために		50

ブックデザイン：守屋圭

第1部

「ケアの意味を見つめる事例研究」とは

―どう生まれたか

何をめざしているか

1章

すぐれた実践を共有可能にする
―「ケアの意味を見つめる事例研究」の挑戦

「ケアの意味を見つめる事例研究」の開発は，新しい研究方法を創ろう！ という明確な意図をもって始められたものではありません．素晴らしいケアの実践を目の前にした感動，何とかその素晴らしさを共有し，みんなでよりよいケアを実践できるようになりたい！ という，筆者の素朴な願いから始まっています．そして，その目的で実際に事例研究論文を書きながら研究方法として形づくられました．既存の研究方法にとらわれず，すぐれたケア実践の共有という目的にあくまでも忠実に，でも学術としての要件にこだわりながら創ってきた，「ケアする人の，ケアする人による，ケアする人のために」を主な目的とした研究方法です．

「ケアの意味を見つめる事例研究」に
たどりつくまで

　看護師の資格を取って臨床の世界に飛び込み，様々な学びを得たのですが，とても印象深かったのは，何人かの同僚が，私にはとてもできないと思うようなケアを実践する様子でした．その人が接すると，患者さんや家族の方々がなぜか魔法のように生き生きと，元気に変容してゆく様子を目の当たりにしました．私にはできない，もっと勉強したらできるようになるんだろうかと，いろいろと勉強してみました．でも，教科書に書いてあることと，私が求めているものには違いがあるように感じ，私には，魔法のように患者さんが変わるという経験はできませんでした．そのような数年間を現場で過ごし，研究を通して看護をより深めたいと思い大学院に戻って勉強することにしました．

大学院での探求

　修士論文のための研究テーマは，高齢者の家族介護者支援でした．その頃，家族介護の問題が日本でもクローズアップされ，「介護負担感」という概念が輸入され多くの研究に用いられていました．ただ，介護負担感は確かにそうだと思う概念でありながら，現場にいたときに毎日熱心に病院に通っておられたご家族の顔と，介護負担感という概念には何か不整合なところもあるように感じられました．家族は確かに大変な思いをされているとは思うけれども，大事なのはそこだけではなくて，看護師として家族を支援するためには，もっと大きく家族介護の経験を理解しなければならないと感じていました．

　そんなある日，先輩からグラウンデッド・セオリー・アプローチ*1 の話を伺う機会がありました．グラウンデッド・セオリー・アプローチは，質的研究方法の1つです．この方法について最初に聞いたとき，私はこの方法に対して大変批判的でした．せっかく研究の勉強をしようと思って大学院に来たのに，これは科学ではない！ と思いました．創られるカテゴリーやその関係の記述について，当時の私は「このネーミングが正しいと思う根拠は？」などと疑いの目を向けてしまい，科学的な研究活動とは思えなかったからです．でもだからといって自分の修士論文にそれほど満足するわけでもなく，修士課程を終えました．

　博士課程は米国の大学院に進学したのですが，そこで，またあのグラウンデッド・セオリー・アプローチに再会しました．修士での経験を通じて，「介護負担

---

*1　米国の社会学者A.ストラウスとB.グレイザーが共同開発した質的研究法の1つ．現場から得たデータからカテゴリーを生成し，それらの関係の明示によりデータ対話型理論（グラウンデッド・セオリー）を構築します．ストラウスとグレイザーによる成書の発刊後，多くの研究者によるさらなる開発・発展をみています．

感」という概念では括りきれない介護者の経験を理解するという目的のためには質的研究を使ったほうがよい，ということをある程度納得したので，グラウンデッド・セオリー・アプローチを用いて日本の家族介護者にインタビューをして，介護サービスの利用がどのようにして実現するのかとか，日本の介護の文脈の中で家族介護者，特にお嫁さんや娘さんが自分の生きがいをどういうふうに考えているのか，などといったテーマで，論文にしました．こうして初めて，私は以前，臨床の現場にいたときの感覚に近いものを形としてまとめることができた感じがしました（山本，1995）．

実践にどう活かすか？　という課題に直面

　ただ，私たちはケアを実践する職業ですので，このような研究の成果を通じて次にはどういうふうにして家族を支援したらいいのだろうか？　と考え始めました．現場で見てうらやましかった効果的な実践がどのように成り立つのか，臨床で働いていたときに私には何も手掛かりがなかったという思いがあったので，何かヒントを得るためにも，すぐれた実践を可視化することが必要だと考えました．
　定量的な研究にも取り組みましたが，その次に，実践を可視化するために再び質的研究を使うことにしました．ケア実践者に聞き取りを行って，すぐれた実践のプロセスをグラウンデッド・セオリー・アプローチを用いて可視化するという試みをしました．「終末期の高齢者の家族に対して，看護師がどのような支援をしているのか」「利用者と家族の不安に対して，どのようなケアをしているのか」「看護師がどのように家族や高齢者と関係を築くのか」といったリサーチクエスチョンで研究に取り組みました．このような実践に関する質的なまとめは，比較的多くの人に好評でした．特に，ケアについてあまり知らない人たち，医療職でない人や学生にとっては非常によい説明枠組みになったと思います．「看護師さんが何をしてくれるのか，いままでよく知らなかったけれど，話を聞いて，ああ，こんなことをしてもらえるんだ，ということがよくわかった．感動した」といった評価もいただいたりしました．
　その一方で，このような研究は，すぐれた実践をすでに実施している人たちが次なる実践に向かううえでの手掛かりになるのかというと，そうではない感じが強くしました．現場の人たちから得た印象では，実践のエキスパートならそんなことはもう知っているという内容がまとめられている，という感覚のようでした．そのあたりで，私はまた疑問が湧いてきました．エキスパートに役立つ研究って，どんな研究なんだろう？　と，しきりと考えました．

▶ 事例研究との出会い

　ちょうどその頃，ある地域の訪問看護ステーション協議会から，「訪問看護の事

例研究を行うので，助言をもらえませんか？」と声をかけていただく機会がありました．グラウンデッド・セオリー・アプローチでトレーニングしてきたインタビューの技法をもとに訪問看護の実践者にいろいろ話を聞きながら，事細かに実践について話し合い，「こんな言葉を使えば，実践を説明できるかな？」などと一緒に考えていきました．そのようにしてできた分析は事例研究としても面白く，エキスパートを含む現場の人たちも，「この事例研究は楽しい」と言ってくださいました．「インタビューのように細かくいろいろ聞かれて振り返ってみたら，自分のやったことにはこんな意味があったのだ，ということがわかった．それを知ることができて元気が出る」と．グラウンデッド・セオリー・アプローチのように，複数の事例をまとめて概念化や理論化することをゴールにするのではなく，各事例のもつ個別の文脈をそのままの形で，実践の意図や考えの中に含めて考えられるところもよいようでした．事例研究としてまとめることもできるし，研究の過程も楽しいと言っていただいたので，私は，複数の事例研究に取り組むうちに，これをきちんとした研究方法として位置づけられないだろうか？ と思い始めました．すぐれた実践の知を共有し，広く伝播が可能になるような方法で，かつ，やってみて楽しい研究方法をめざしたいと思いました．いまから 12 年ぐらい前のことです．このように考えたことがきっかけで，「ケアの意味を見つめる事例研究」(Case Study to Focus on the Meaning of Care：以下，CMC)が始まりました．

ケア実践の知はどのようなものか

　　共有可能なケア実践の知を創るうえでは，そもそも，ケア実践とはどのような性質をもつものなのかを，まずしっかりと見つめることが必要だと思います．第一に，人が行う行為は，機械による行為と大きく異なります．1 人ひとり異なる個別性をもち，個別の人間が固有の現場に立って，そのときに最適と思われることを行うケアの実践は，1 つひとつが独自のものであって，同じ実践は 2 つとありません．このため，A という看護師が B という患者さんに C という場面で実践し効果をあげた内容が，別の D さんという患者さんに E という場面で実践したときに効果をあげるとは限らない，ということです．つまり，一般的な知識では限界があるということです．英国の看護哲学者である G. ロルフは，以下のように述べています．

> 　看護においては微視的（ミクロ）かつ個別のレベルで理論が事態を記述し，説明することが一層重要なのである．理論と実践の関係についての科学的モデルでは，患者個人が看護師個人に出会うときに微視的レベルで何が起こるかを，十分に記述し，説明することは決してできない．(ロルフ，2017，p.34)

また，池川(1991)は次のように述べています．

> 看護という具体的で実行可能な行為へと導く知は，〈何のために〉という実践の目的…(中略)…をそのうちに含んでおり，さらに人間が人間に働きかける点において，**相手を部分として生きた連関から切り離された〈対象〉として，ただ外から眺めるという方法は成立しない**．(池川，1991，p.53)(強調は引用者による)

実践の技を共有可能にするための知

　このような実践を成立させるには，多様な知識が必要です．近年，Evidence Based Practice という考え方でケア実践の標準化がめざされていますが，そのような研究方法で獲得された新しい知識も，もちろん大切です．例えば，難治性の褥瘡をもっている人に対し，最新の知見をもとに最善のケアを提供することは，看護師の責務です．でも一方で，褥瘡だけ治ればよいかというと，そういうわけでもありません．時には，褥瘡を治すことが最優先課題ではないという判断が必要なこともあります．

▶ ケア実践はネットワーク状に展開される

　私は，ケア実践を，**図1-1**のような模式図を使って説明しています．個々の患者さんは，多様な背景や経験をもってケアの場にやってきます．看護師のほうにも，1人ひとり個別の文脈があります．そのような多様な文脈が実践に影響を与えます．また，ケア実践は，1つの実践が多様な意味をもつことに特徴があります．看護師が患者さんに「お風呂に入りましょう」と言うとき，それは身体の清潔を確保するという意味だけではなく，緊張の強い患者さんにリラックスしてもらうためだったり，リハビリテーションの進まないお風呂好きの高齢の患者さんに，リハビリテーション代わりに入浴してもらうという意図があったりするかもしれません．乳がん術後の患者さんに，手術後の傷を見る機会を自然にもってもらおうとする意図があるのかもしれません．あるいは，終末期の患者さんの最後の願いを叶えることなのかもしれません．看護師の実践には，そんな複数の意図が隠れていることが往々にしてあります．また逆に，1つのアウトカムをめざすために，あれこれ工夫して多様なアプローチを使うことも珍しくありません．さらに，1つのアウトカムが達成されればそれで終わりかというとそうではなく，その人の生活を成立させ，さらにより心地よく生活できるような働きかけが，様々に続きます．

1章　すぐれた実践を共有可能にする―「ケアの意味を見つめる事例研究」の挑戦

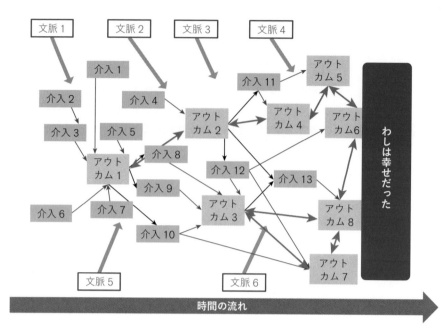

図1-1　ケア実践を表す模式図

▶ 意識していない実践知を意識化/言語化し，共有をめざす

　このような実践において，実践者自身がいつも1つひとつの行為をしっかりと認識し，意識的に行動しているわけではありません．むしろエキスパートになるほど，ことさらに意識しなくても素晴らしい実践が行われます．ある訪問看護師が以前，「私たちは脊髄反射で(実践を)やっているから」と，笑って言ったことがありました．このような，意識しないで行われている実践の世界を，佐野(2019, p.187)は20世紀フランスの哲学者であるM.メルロ＝ポンティによる「原初的沈黙」という言葉を使って説明しています．原初的沈黙とは，「世界についての包括的で分節化されていない把握(メルロ＝ポンティ，1974[1945], p.297)」であり，自分たちの実践であるにもかかわらず，自分たちがそれをしっかりと手に取って吟味しようとすると手からすり抜けてしまうような，そんな扱いにくいものです．このような実践の中の「知」は，「フロネーシス」ともいわれます．アリストテレスは，人間の知的徳の1つとしてフロネーシスを挙げ，「原理がほかの在り方を許容する行為に関する(知)(アリストテレス，2016, p.55)」として，他の知的徳とともに紹介しました．また，同じく20世紀の科学者M.ポランニーは人間の知を再考するにあたって，「私たちは言葉にできるより多くのことを知ることができる(ポランニー，2003[1966], p.18)」と述べ，「暗黙知」の存在を指摘しました．

　21世紀に生きる私たちは，このような知を看護実践の知として，何とか，実践が行われるその場にはいない他の多くの看護師にも少しでも伝わるような，共有

可能な「知」にしたいと願いました．エキスパートの実践知を，その場で，そばに
いる人だけが見て聞いて体験しないと体得できないような，そんな徒弟制のよう
な伝播の仕方だけにとどめておくには，あまりにももったいない．もっと広く，
多くの看護師に学んでもらいたい．そして，そのようなすぐれた実践ができる看
護師をたくさん育成することによって，多くの人たちによりよい生活を実現して
もらいたい．ケアの実践に役立つ学問のあり方を考えるうえで，ケアの実践知を
共有可能な知に転換することは，外せない課題だと思いました．

共有可能な実践知を生むための
事例研究のポイント

　私たちの実践に役立ち，共有が可能な知を生み出す研究方法としての事例研究
法を考えるとき，私たちはいくつかの要件を考えました．
　①まず，他者との間でも共有可能な知の創造のためには，上述したようなケア
　　実践の性質に背かないものである必要がある．すなわち，定量的な研究では
　　捉えにくい，把握しにくい知のありようを伝えることができること．
　②複数の事例を統合することでは文脈を失い意味がなくなってしまう固有の
　　知を伝えることができること．
　③多忙な実践現場に活かすためには，何時間もかかって解読するような論文で
　　はなく，忙しくても15分ぐらいで手軽に現場でも読め，記述だけではわか
　　りにくい実践上のポイントが手軽に把握できること．
　④ケア実践の学として，一定の学術性が担保されていること．
　そして，このような要件を満たす事例研究法を創ろうとしたとき，必須となる
ポイントがいくつかあるように思われました．以下にそのポイントを示します．
これらのポイントは，私たちが実際にいくつかのケア実践の事例研究に取り組ん
だ結果から体感してきたもので，なぜこれらが必須なのかという説明は，まだう
まくしきれないところもあります．

ポイント1：事例研究が必須であること

　ケア実践は，多様で高度に文脈化された状況のもとでの，1つひとつがユニー
クな，一回性を特徴とする行為です．1つひとつの要素に分けることのできない
統合化された活動で成り立っていて，要素ごとに分断してしまうと，ケアとして
の意味がわからなくなることもしばしばあるものです．1つの行為にはいくつも
の意図が隠され，1つのアウトカムは複数の意味をもって，次なる実践に関与し
ます．また，看護師の実践は機械が実践するように患者から離れた立ち位置で客

1章　すぐれた実践を共有可能にする―「ケアの意味を見つめる事例研究」の挑戦　　9

観的に患者をみて，ロジカルになすべきことを導き出すだけではありません．患者に直接コミットし，この人の窮状を何とかしたいと身を乗り出すような気持ちの中で，ケア理論や看護師の法的位置づけ，制度上の役割などに基づきつつも，次なる支援策を，それらを超えて着想します．例えば，時として，患者さんのために回り道をしてでもご飯を買っていくことが，そのときの看護師にとっては必然的なケア行為と思われることもあるでしょう．さらに，エキスパートになればなるほど，状況の把握や思考は一瞬の，自動的なものになり，考えるよりも先に身体が動くようなこともあります．こうしたケア実践のありようを伝えるためには，事例研究が必須と思われました．

ポイント2：ケアは，ナラティブでないと　　　　　表現できない実践

要素に分割できず，1つのまとまりのままでしか取り出すことのできない実践，考えるよりも先に身体が動き，多くの実践が一連なりになって実現してゆく実践について，その内実を引っ張り出すためには，ナラティブが必要だと思いました．私たちが事例研究に取り組む中で，ある訪問看護師が事例研究に取り組もうとした際に起こったことを紹介します．

訪問看護師は，ある実践に関してワークシートに書き込んだものを改めて論理的できれいな文章に書き換えたり，研究者や上司・同僚からそれにコメントをもらったりしているうちに，事例の中心テーマが見えなくなってしまったという感覚を抱きました．そこで，初期の関わりから振り返って話をしてもらったところ，初回訪問ではとにかく利用者に嫌われないようにすることが目標だったとし，その場の空気を読み取りながら「空間から攻めた」とか，利用者と「ウマが合った」など，そのときの実践が生き生きと語られ始めました．再度ワークシートを見てみると，最初の頃はシートに直接手書きでなぐり書きしてあり，そこには上で述べたような利用者・家族との豊かなやりとりが記述されていました．しかしその後，改めてパソコン上でワークシートに入力し，きれいに研究の形に整えることを意識して作成しているうちに，利用者・家族とのやりとりなど実践の豊かな部分が消えてしまっていました．このことから，初期段階では特に文章の形式や体裁にはとらわれず，実際に関わっていた当時は自分では意識していないような実践を振り返りながら，思い出すままに，思いつくままに書くほうがよいことがわかりました．

このような経験は，先に紹介した佐野（2019, p.188）がメルロ＝ポンティの著作を引用して述べていることに符合します．メルロ＝ポンティは，人間が自分の経験として知覚している原初的な姿を認識するためには，自分が「語る主体」になることが要請されている，と指摘しています（メルロ＝ポンティ，1974[1945]，p.297）．きれいにまとめられ，構成され，表現されてしまった思考（これをメルロ＝ポンティ

は「語られた言葉」としています）ではなく，「発話行為」（＝「語る言葉」）そのものによって，「定式化されていない意味が…（中略）…，真に意味として創造される」(メルロ＝ポンティ, 1967[1945], p.321)ということです．ケア実践をその意味から伝え，共有可能にするうえでは，すでに確立した理論や言語ではなく，どう言葉にしたらよいのかわからない，としばしば途方に暮れるようなところから紡ぎ出す「ケアの語り」が必要なようでした．

ポイント3：「語り合い」が浮かび上がらせる実践の意味

　さらに，意識化していない実践を意識化し，言語化するためには，実践者本人が思いつくままナラティブとして書くだけでは十分ではないように思われました．1人ではどうしても，自分が意識化しているものしか語ることができないからです．

　事例研究について検討を始めた最初の頃に，実践者とともに語り合う中で，実践者に対してメンバーが尋ねた問いが，本人も意識していなかったケア実践の複雑な構造を明らかにしたことがありました．

　「なぜ，この事例を検討したいと思ったのですか？」「意思決定の支援として，何をやったのでしょうか？」などという問いかけに対し，「まず，排便処置が大変だったので排便処置を……」と語り出す看護師がいました．「語り合い」のメンバーが驚いて，「意思決定支援が排便処置ですか!?」と尋ねると，その看護師は「なぜ（同じ看護師なのに）わからないの？」「ここはやっぱり排便処置でしょ！」とでもいうかのような勢いで，「だってあまりに介護が大変で，意思決定どころではなかったので，まずはそこからと思って……」と言葉を続けたのです．排便処置という身体的なケアが代行意思決定支援の1つの手段として位置づけられていたことが，実践した看護師自身にもそこで初めて意識化され，言語化された瞬間でした．いったん意識化されれば，排便処置という日々のケア実践にも，意思決定支援という意味づけがありうることが共有可能になります．このような経験を通じて，私たちは実践者1人のナラティブだけではなく，チームで事例を共有し，その事例について問い，語り合うことの重要性を実感しました．私たちはこれを「問われ語り」と名づけ，「問われ語り」による経験の「発掘作業」を丁寧に行うことで，エキスパートの実践が，言葉として他者と共有可能になるように思われました．

　こうした経験は，私たちの実践の経験をメルロ＝ポンティが述べる「現象学的世界」のものとして位置づけると，納得しやすいように思われます．

> 現象学的世界とは，何か純粋存在といったようなものではなくて，私の諸経験の交叉点で，また私の経験と他者の経験との交叉点で，それら諸経験の絡み合いによってあらわれてくる意味なのである．したがって，それは主観

性並びに相互主観性と切り離すことのできない切り離すことのできないもの（後略）．（メルロ＝ポンティ，1967［1945］，p.23）（傍点は引用者）

語る実践者と，それを聞いている人たちのそれぞれの経験が対話によって絡み合い，そこから意味が現れるという表現は，私たちの事例研究においてかわされる対話の中で，実践を伝えるための言葉が生まれてくる過程にぴったりと一致する感じがしています．

ポイント4：実践の意味を説明するメタファーが必要

意識化されていない統合化された経験としてのケアの実践とその意味を，1つひとつの事例ごとにナラティブと「問われ語り」によって発掘した次には，そのような発見をどのように，さらに別の人たちに伝えるかという工夫が欲しいと思いました．ケアは高度に統合化された実践であるがゆえに，1つひとつの行為を要素に分けて淡々と説明しても，そこで起こっていることの本質的な意味を伝えることが難しいと思います．そのため，これまでの事例研究（症例研究）では，患者の経過や介入に関する客観的な記述に終始しがちでケアの意味が伝わりにくい，という不満を感じていました．事例から何を読み取ればよいのか，何が違いを生んだのかが伝わりにくく，結局何をポイントとして次なる実践に活かせばよいのかがわからないように感じられました．

そこで生まれたのが，「メタファー」の活用です．メタファーとは「比喩」「たとえ」ともいわれるものですが，ものごとの特徴を統合的に端的にまとめ，伝えるうえですぐれていると思われました．これはもともと，グラウンデッド・セオリー・アプローチを勉強したときに培ったコーディングの手法が土台になっています．コーディングとは，大まかにいうと現象の特徴をおおづかみにぱっと頭に取りこむことのできるような言葉を考える，ということです．事例の特徴をバラバラに取り上げるのではなく，そこに現れている特徴を合わせ持っている「何か」を「たとえ」として使って，パッと理解できるようにしたいのです．事例について実践者にいろいろと尋ねて，「要するに何が実践されたのか」を端的に伝える言葉を探します．当初はグラウンデッド・セオリー・アプローチに準じて「カテゴリー」と呼んでいたのですが，そのうち，「カテゴリー」ではなくて「メタファー」と呼ぶことがふさわしいと思われるようになりました．カテゴリーは複数の事例を統合して生成される抽象的な概念ですが，メタファーは一事例からでもその事例の性質や特徴を統合的に表す形で発想しうるたとえだからです．メタファーを意識して活用していると，メルロ＝ポンティが「原初的沈黙」(1967［1945］，p.302)と呼んだ，意識の底に沈殿している実践を発掘し，理解のための手がかりを与えるうえで有用であることを取り組みの中で実感するようになりました．メタファーの活用は，「そうか，そうだったのか！」「この実践にはこのような意味があったのか！」とい

う気づきを読む人の内に喚起し，それまでにもっていた見方を揺さぶって，新たなパースペクティブ（メジロー，2012［1991］，p.7）へと触発するように感じられました．

メタファーという言葉は，様々な研究者がすでに言及しています．例えば経営学者の野中郁次郎(1996，p.16)，教育学者のJ.メジロー(2012［1991］，p.9)，哲学者の塚本明子(2008，p.192)などです．野中は，日本企業の知識創造について，比喩や象徴を多用すること，個人の知が他人にも共有されること，そして，新しい知識はあいまいさと冗長性のただ中で生まれるとしています．

> それ（メタファー）を使えば，立場も経験も異なる個々人が，想像力とシンボルを使ってともに何かを直感的に理解できるのである．分析や総合はいらない．メタファーによって，人々は既知のものを新しく組み合わせ，わかってはいても言葉にしにくいものを表現し始める．（野中，1996，p.16）

以上のようなことを考えつつ事例研究の探求を積み重ね，そこで活用される研究のためのツールを考えているうちに，実際にケアを提供する人たちが手軽に読めて参考にしたくなる事例研究を創れるかもしれないという見込みが出てきました．すぐれた対人の実践を実現している人(実践者)の知を，他の実践者とも共有して，皆でよい実践ができるようにしたい，そして，そのような看護実践の「知」を集積し体系化したい，という願いが，私たちの取り組みの基本にあります．その願いを叶えるための事例研究を，私たちは「ケアの意味を見つめる事例研究」と名づけて構築し，現在も精練を続けています．

「ケアの意味を見つめる事例研究」のアウトライン

CMCの具体的な方法とプロセスは2章以降で詳細に述べますが，ここでは簡単に，この研究全体のアウトラインを示しておきます．

CMCは，ケアに取り組む実践者が中心となり，研究に主として取り組む者とともに自身の看護実践の事例を分析し，実践の本質的な意味・意図やキモ，それを実践するうえでのコツを意識化/言語化し，そこから導き出された看護実践の知を共有可能にする取り組みです．

具体的なプロセスとしては，実践者が選択し提供する看護実践事例を素材に，その実践の意味や意図について，①意識化/言語化，②メタファー化，③再ナラティブ化(文章化)のステップを通して探求します(**図1-2**)．このプロセスにおいて，①～③の各ステップを円滑に進めるために，主に下記のしかけを設けています．（ ）内は，各ステップのプロセスが具体的に述べられている章を示します．

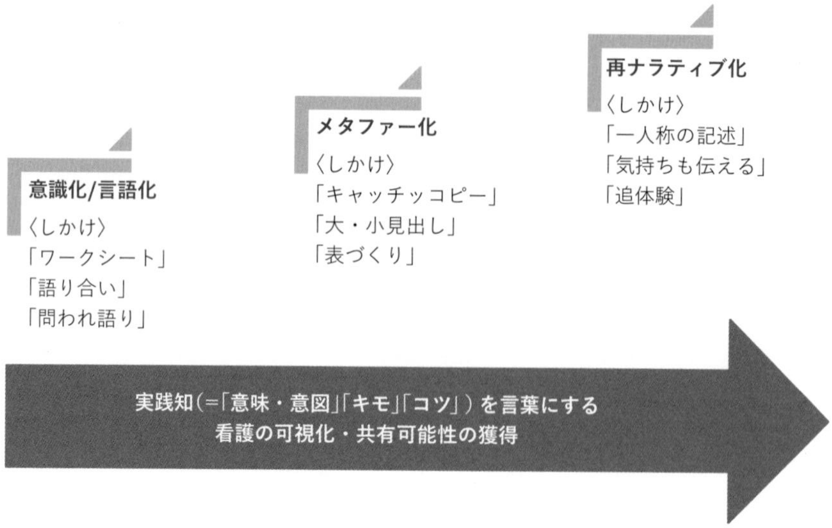

図1-2　CMC のステップとしかけ

▶【意識化/言語化】（→2・3章）
　　事例を選択し，その事例について「問われ語り」を行う
・事例を提供した実践者とそのほかの実践者や研究者等のメンバー間で，ワークシートや事例の経過表などを用いながら自由に問われ語る．

▶【メタファー化】（→4章）
　　「キャッチコピー」「大見出し」「小見出し」「表」を創る
・**キャッチコピー**：「問われ語り」をベースに，事例を提供した実践者はその事例の実践や実践で意図したことなどを端的に示す「キャッチコピー」を創る．
・「**大見出し**」「**小見出し**」：「キャッチコピー」をもとに，ケアの意図やキモを示す「大見出し」と，その意図を実現するための具体的なケアのコツを示す「小見出し」を考える．
・「**表**」：「大見出し」「小見出し」とともに，「事例の時期と区分」「各時期に行った実践行為」の情報を加えて「表」を創る．
　　→この「表」は学会やその後執筆する事例研究論文でも活用できる．

▶【再ナラティブ化（文章化）】（→5章）
　　意識化/言語化，メタファー化を踏まえ事例研究論文を執筆
・これまでのステップを踏まえ，研究者とともに事例研究論文を執筆する．

「ケアの意味を見つめる事例研究」の3つの特徴

CMCには，3つの特徴があります．

1つ目は，前述の「メタファー」の活用です．意識しないで行われている実践をじっくり振り返って，なぜ，どこが，どんなふうに効果的だったのかを考え，その中心となる「キモ」や「コツ」を簡潔に，わかりやすく伝える．そのためにはメタファー（「見出し」）が効果的なようでした．

2つ目は，「表」の活用です．メタファーにより着想された「大見出し（ケアの意図・キモ）」と「小見出し（ケアのコツ）」によって実践の概要を整理し，いくつかの時期に分けて表現するための表を作成します．この表を提示することにより，実践の全体像の把握を容易にし，それぞれの実践行為を，その文脈の中で，全体の前後関係の下で理解することが可能になります．この「表」は完成したら，学会発表や論文等で主に「結果」を示すために活用することができます．

また，実践者自身による「詳細なナラティブ」を事例研究論文の中で執筆して示すことが3つ目の特徴です．ケアの実践は，実際に手足を動かし，ケアの受け手とコミュニケーションしながら展開していきます．そこで実践がどのように展開されたのか，実践者の目線から，詳細にナラティブとして伝えることも，他の実践者に役立つようでした．ただ，単に長々と経過を書いているとポイントがわからなくなるので，「見出し」ごとに，その見出しで表したい実践について短く濃密な記述をすると，読者には「見出し」と「具体的なナラティブ」の相乗作用で，その事例が実際に現場で展開した様子を生き生きとイメージすることができると思われます．そのような事例研究論文こそが，新人看護師や学生，また看護について知らない人たちだけではなく，エキスパートの看護師にとっても役立つものだと考えています．

「ケアの意味を見つめる事例研究」の方法論的背景

CMCは，現場の実践者との事例研究に関する共同作業から生まれてきたもので，特定の理論的な背景をもとに開発が進んだわけではありません．しかし，自分たちの行っている事例研究の意味を，他の人にもわかりやすく説明しようとする中で数多くの文献にあたり，自分たちの発想には，過去の研究者・理論家の取り組みと共通する部分があることに気づき，それらの枠組みを活用することで，自分たちの取り組みもさらに整理し発展させることが可能なのではないかと考え，学んできました．そもそも実践知を共有可能な知に変換するという取り組み自体は，これまでにも様々に取り組まれてきたものなので，過去に共通の思考がないはずがないのです．

グラウンデッド・セオリー・アプローチとの接点

　先にも述べた通り，私は博士課程でグラウンデッド・セオリー・アプローチを学びました．CMCの「問われ語り」の原型は，グラウンデッド・セオリー・アプローチを学んだときに出会ったインタビュー法です．グラウンデッド・セオリー・アプローチは，「人と人との相互行為は相互行為に取り組む人が持っている現状や自己自身に関する理解や意味が行為を方向付ける」という，象徴的相互作用主義の考え方に基づいています(Corbin & Strauss, 2015, p.18；Charmaz, 2014, p.262)．このことが，インタビューにおいても，当人の現状や自己自身に関する理解や経験したことの意味を把握しようとするやり方に反映されているように思います．さらに，グラウンデッド・セオリー・アプローチで創るカテゴリー(概念)の端緒はabduction(発見的推論)に基づくという見解があり(Flick, 2018, p.9；Charmaz, 2014, p.201)，事例研究で用いるメタファーの着想と共通しているように思われます．

現象学的研究との接点

　現象学は，哲学の大きな潮流の1つです．E.フッサールやM.ハイデッガー，また先に述べたメルロ＝ポンティは現象学を代表する哲学者で，現象学者とも呼ばれます．事例研究の探求を進める中で現象学を勉強するうちに，ケアが前提とする人間観やケアの本質に関する理解において，彼らの述べていることとCMCとの間に共通点が数多くあるように思われました．現在も勉強を続けています．例えば，フッサールの「間主観性」の考え方は，ケア実践の前提になる患者(クライエント)への共感的理解や，事例研究の過程におけるチーム内での実践状況の理解の共有に通じるように思われます．P.ベナーは，ハイデッガーとメルロ＝ポンティの現象学に基づいて人間の健康と病気の経験について論じました(ベナー，ルーベル，1999[1989], p.9)．そこで述べられている「時間性」「身体」「関心」などのキーワードを用いた現象学的人間観は，CMCにおいてしばしば浮かび上がる実践者の人間観やケアの意味に重複することを実際に経験しています．また先述したメルロ＝ポンティの「原初的沈黙」(1967[1945], p.302)は，私たちが浮かび上がらせて共有可能にしたいと願う「ケアの意味」を探るべき次元のように思われ，知覚の深層からどのようにして意味を現わしていくのかという課題を共有しているように感じられてなりません．解釈学者であるH–G.ガダマーの健康観(ガダマー，2006[1993], p.138)や知を得る方法も，ケアが前提としている人間観や健康観，そしてケアの経験を対話から可視化しようとするCMCに相通じるところを強く感じます．

そのほかの方法論や領域との接点

　またCMCは，ケア提供者自身が当事者として研究する当事者研究(河野，2013,

p.114）の 1 つであると私には思われました．人類学の領域で開発されている「オートエスノグラフィ」にも通じるところがあると考えています（Adams, Jones & Ellis, 2015）．そのほかにも，外口玉子先生のもたれていた事例検討会（外口，1984, p.318），東めぐみ先生の「看護リフレクション」（東，2009, p.28），教育哲学者として知られる D. ショーンの「行為の中の省察」（ショーン，2007［1983］, p.181）と，ショーンのモデルをもとにしたロルフの reflection in action/reflection on action への注目（ロルフ，2017, p.61）は，リフレクション（省察）を中心とした気づきへの取り組みという点で，事例を振り返って探求する CMC との共通点が浮かびます．さらに陣田泰子先生の「看護現場学」は，具体的な実践を事例の経過を通じて追うという私たちの取り組みに比べ，看護師の成長という軸で実践を見つめており，ちょうど両者が縦軸と横軸のように重なるイメージをもっています（陣田，山本，2017）．これらはいずれも，メジローの言う「変容的学習（transformative learning）」という成人教育のモデルにつながるように思われます（メジロー，2012［1991］, p.7）．

　先に，実践の中の「知」としてフロネーシスについて述べましたが，そのフロネーシスを何とかして共有可能にしようとする試みも，また，広く取り組まれています．野中ら（野中，竹内，1996, p.93）は，知識変換の 4 つのモード（「共同化」「表出化」「連結化」「内面化」）を提唱し，実践知の形式知化を継続的に行うサイクルのモデルだとしています．中でも「共同化」「表出化」は，CMC でのチームの「語り合い」と発想が類似しており，大変参考になりました．塚本も，著書の中でフロネーシスとテクネー（技術知）との違いや「絡み合い」について検討しています（塚本，2008, p.10）．

　心理学などの領域でも同様の取り組みが行われており，共通点があります．鯨岡峻の「間主観性」についての議論（鯨岡，2006, p.12）は CMC において，ケア実践の前提としての間主観的理解や，事例研究においてチームで「問われ語り」を行う際に必要とされる共通理解に通じるように思われます．R. ステイクの case study に関する naturalistic generalization（Stake, 1995, p.85）や，山本力による省察的事例研究における「間主観的普遍性」（山本，2018, p.75）も，私たちの考える事例研究の知の普遍性の考え方に近いものを感じました．

　以上のように，CMC は，ケア実践の特徴やその可視化の取り組みに関し，過去の様々な研究方法論や論考，研究実践の流れに沿った取り組みと考えることができ，過去の文献を踏まえて発展させる必要があると考えています．一方，ここで大事なことは，社会学には社会学の，心理学には心理学の，教育学には教育学のもつ研究の目的があり，それらは必ずしも，「ケア実践の可視化と共有」という私たちの目的と完全に一致するものではない，ということです．既存の学問による枠組みをただ踏襲するのではなく，自分たちが何を目的に研究しようとしているのかをしっかりと心にとめて，その目的に応じて自ら思考し，既存の文献を活用していかなければならないと思います．

> 当該する学問領域がどのような知識を開発しようとするのか，開発された知識をどのように組織化し，検証し，応用しようとするのか，を究極的に決定するのは，当該する学問領域がどのように着想されたものなのか，である．そもそも看護学の学問分野において，知るとはどういうことか，どのような種類の知識が最も価値があるとされるかという疑問への注意深い検討が，以上を構築する上ではまずは必要である．(Carper, 1978, p.13)

「ケアの意味を見つめる事例研究」の学術性
―「厳密性」とは

　現在まで，いくつかの事例研究論文を書いて学会誌に投稿してきたのですが，投稿後には，なかなかアクセプトしてもらえない，という次のハードルがありました．よく査読意見に出てくるのは，「一般化可能性がない」「再現できない」「客観的でない」「新規性がない」などです．これらの多くは，実証主義に基づく研究において厳密性の保証をするために大事にされている要件ですが，これらをそのままCMCにあてはめるのは適切ではないように思われました．では，何が違うのか，違うとしても，CMCとしての学術的な厳密性を追求するにはどうしたらよいのだろうということを，次に考えました．

　私たちは，CMCによる知が，実証主義的な意味で一般化可能ではないとか，客観性を追求できないとされるのは，知のあり方が異なるため当然だと考えています．でもだからといって，「事例研究であれば厳密性の指標は必要ない，事例研究なら何でもあり」かといえば，それは間違いでしょう．「読んでよかった」と思ってもらえるような事例研究論文にするには，事例研究としての学術的な厳密性の評価基準が必要でしょう．ただそれは，実証主義的な考え方に基づくものではないように思われます．質的研究の厳密性の評価基準はこれまでにいくつか提唱されており，実証主義に近い考え方の評価基準もあれば，構成主義的グラウンデッド・セオリー・アプローチにより提唱され，実証主義からは距離のある評価基準もあります．ですが，私たちのCMCの厳密性は，これらの質的研究の評価基準ともまたちょっと違うんじゃないかという思いがあり，オリジナルなものを考えています．詳しくは7章を参照いただきたいのですが，ここでは，最も重要と思われる1つの評価基準について述べておきます．

触発性―読者をゆさぶり理解の更新を起こす

　その評価基準とは，「この研究の知見は次の患者さんのケアに使えるか」という

ことです．これまでですと一般化可能性(generalizability)とか，普遍性(universality)と呼ばれるものに近いのですが，事例研究がどのように次の患者さんのケアに役立つのかは，これまでの実証主義的な研究が次なる事例に役立つのとは，「役立ち方」が違うように思われます．そこで，事例研究の知がどのようにほかの人に伝わるか，事例研究がなぜ学びになると感じるのか，ということをよくよく考えてみました．

　事例を読むことで，読者が著者(実践者)の経験を追体験するような深い理解をすると，そこから読者が触発されて，自らの知覚の更新や拡張が起こるように思われます．知覚の更新や拡張とは，「私も似たような経験があるけれど，あれはそういうことだったんだ！」「こんなふうにみたらよいのか！」などという体験を意味します．このような，「ああ，そうだったのか！」という驚きによって事例研究のエッセンスがほかの人に伝わり，その人の患者観や世界観が変容し，新たなパースペクティブで患者さんに向き合うことができ，それが，新しく，効果的なケアの実践に結びつくということなのではないか．このような学びを引き起こすことが，CMC の真骨頂なのではないかと考えました．この「ああ，そうだったのか！」という驚きをもたらす事例研究の性質に，私たちは，「触発性(inspirability)」という言葉をつけました．

　私たちは実践の学問を背負う看護職として，やはり，次の患者さんによりよいケアをしたいから研究をするのです．「事例研究は一般化可能性がないから，次の患者さんには使えませんよ」となったら，研究の目的が破綻してしまいます．なのに，現場の人たちはなぜ，一般化可能性がないといわれる事例研究を大事にしてきたのでしょうか．

　CMC の「見出し」，すなわちメタファーは，実践の本質的な部分にピンポイントに焦点を当てて言葉を創ります．これにより，「私も似たような経験がある．あれはこういうことだったのか」という気づきを引き起こすことが期待されます．

　さらにもう 1 つの主役は実践者自身の言葉，すなわちナラティブであり，これも読者に著者の体験を追体験させ，気づきをさらに引き出しやすくすると思われます．このような形で読者を「触発」する性質が，よい事例研究では作用している．そのような触発性をもつ事例研究こそが，すぐれた事例研究といえるのだと思いました．見出しと詳細な体験の記述により読者が触発されて，これまでのケアの経験について少し違った目を向けることができるようになり，患者観，世界観に変化が生じる．そのように変化した患者観・世界観で次の患者さんに向かうと，これまでとは異なるケアになっていく．こうしてすぐれた実践が伝播してゆくのではないかと考え，これをこそ，CMC の厳密性の指標の 1 つとして取り上げるべきだと考えました．

　一方，このように考えると，研究の厳密性の評価について，さらに新たな気づきが生じます．これまでの研究では厳密性，すなわち信頼性・妥当性の確保は研究者自身の責任のもと，研究者がこれらをちゃんと証明しつつ論文を書く，とい

う考え方が一般的だったと思います．しかし，事例研究のような，読者に起こる触発を大事にする論文に関しては，そのような触発がどのように起こるかは読者の経験や準備性によって異なり，著者の側だけの問題ではなくなるのではないか？――そのようなことも考え始めました．意識はしていなくても確かに実現したすぐれた実践のわざを何とか意識化/言語化する．見出しをつけてわかりやすくする．実践者が詳細に記述して読者の追体験を可能にする――ここまでは著者の側が努力できるけれども，そこから先は読者の準備性に委ねるしかなく，すべての責任が著者にあると考えることはできなくなります．

「ケアの意味を見つめる事例研究」がもたらしうる知の重要性と必要性

　以上のことから，CMCはどのような特徴のある知を生み出しているのか，さらに徹底的に整理してゆく必要があると思っています．実証主義的な知では表現，伝播しきれない患者さんの経験やケアの現実を，そして，表現することのできなかった実践のわざの世界を表現し，伝播可能にすることは，ケアの学問において，「最も価値があるとされる知」(Carper, 1978)の1つだと思います．そのための研究方法論を，ケアの実践に関わる学問領域で確立することが必要ではないでしょうか．できれば，そのような方法で創る「知」は，厳めしく難しいものであってほしくない．自分たちの後輩にわかりやすく，「ここがキモなのよ．こういった見方や考え方も大事よ」と，なるべく平易に伝えられる知であってほしい．そのような知の蓄積が，ケアという複雑で統合された実践を高めるために，特に重要だと思っています．

　事例研究でなければ得られない知の必要性は，ケア実践のような「実践」をもつ応用的学問領域だからこそ，その重要性を切実に感じ取ることができるように思います．学問構築だけの世界では，どうしても，実証主義こそが科学であり，それだけが大事だというふうに思われがちですが，人間に相対するケアの実践をもっている私たちは，実証主義ではとりこぼされてしまう知の必要性を強く感じることができるわけです．であれば，私たちから広く学界に，事例研究で得られる知がいかに大事であるかを主張し，その知の開発のためにはCMCのような研究方法が考えられる，という提案を行っていくことは，あらゆる学術領域に貢献することになるのではないかと考えています．実証主義に基づく研究による知も，もちろん大事です．ですが，CMCのような研究方法の提案は，実証主義以外の知の蓄積の方法，多様な知の蓄積の方法を大事にする私たちだからこそできる，学問への貢献です．「事例研究はおもしろいけど研究じゃないし……」とネガティブに捉えるのではなく，「人に向き合い，ケアに従事する私たちが必要としている知はこういうものだ！」ということを，もっと自信をもって主張し，独自性のある学問への貢献をしていることを誇りにしたいと願っています．

本書が，すぐれたケアの実践を可視化，共有可能にしたいと願う皆さんのお役に立つことを願っています．では，いよいよ「ケアの意味を見つめる事例研究」の旅の扉を開けてみましょう．

文献

- Adams, T. E., Jones, S. H., & Ellis, C.(2015). *Autoethnography：Understanding Qualitative Research*. New York, Oxford University Press.
- アリストテレス著，渡辺邦夫，立花幸司訳(2015，2016)．ニコマコス倫理学(上，下)．光文社(古典新訳文庫)．
- ベナー，P.，ルーベル，J. 著，難波卓志訳(1999[1989])．現象学的人間論と看護．医学書院．
- Carper, B. A.(1978). Fundamental patterns of knowing in nursing. *Advances in Nursing Science*, 1(1), 13-24.
- Charmaz, K.(2014). *Constructing Grounded Theory*(2nd ed.). Thousand Oaks：Sage.
- Corbin, J., & Strauss, A.(2015). *Basics of Qualitative Research：Techniques and Procedures for Developing Grounded Theory*(4th ed.). Thousand Oaks：Sage
- Flick, U.(2018). Doing Grounded Theory. In Fick, U.(ed), *The Sage Qualitative Research Kit*(2nd ed.). Thousand Oaks：Sage.
- ガダマー，H-G. 著，三浦國泰訳(2006[1993])．健康の神秘―人間存在の根源減少としての解釈学的考察．法政大学出版局．
- 東めぐみ(2009)．看護リフレクション入門―経験から学び新たな看護を想像する．ライフサポート社．
- 池川清子(1991)．看護―生きられる世界の実践知．ゆみる出版．
- 陣田泰子，山本則子(2017)．看護実践において事例がもつ意味とは―「看護現場学」の取り組みから．看護研究，50(5)，428-438.
- 河野哲也(2013)．当事者研究の優位性―発達と教育のための知のあり方. (石原孝二編)当事者研究の研究．医学書院，pp.74-111.
- 鯨岡峻(2006)．ひとがひとをわかるということ―間主観性と相互主体性．ミネルヴァ書房．
- メルロ＝ポンティ，M. 著，竹内芳郎，小木貞孝訳(1967[1945])．知覚の現象学 1. みすず書房．
- メルロ＝ポンティ，M. 著，竹内芳郎，木田元，宮本忠雄訳(1974[1945])．知覚の現象学 2．みすず書房．
- メジロー，J. 著，金澤睦，三輪建二監訳(2012[1991])．おとなの学びと変容―変容的学習とは何か．鳳書房．
- 野中郁次郎，竹内弘高著，梅本勝博訳(1996)．知識創造企業．東洋経済新報社．
- ポランニー，M. 著，高橋勇夫訳(2003[1966])．暗黙知の次元．筑摩書房(ちくま学芸文庫)．
- ロルフ，G. 著，塚本明子訳(2017)．看護実践のアポリア―D. ショーン《省察的実践論》の挑戦．ゆみる出版．
- 佐野泰之(2019)．身体の黒魔術，言語の白魔術―メルロ＝ポンティにおける言語と実存．ナカニシヤ出版．
- ショーン，D. A. 著，柳沢昌一，三輪建二監訳(2007[1983])．省察的実践とは何か―プロフェッショナルの行為と思考．鳳書房．
- 外口玉子(1984)．事例検討がめざしていることと私たちのゼミナール 5 年間の歩み．ナースステーション，14(4)，318-325.
- Stake, R.(1995). *The Art of Case Study Research*. Thousand Oaks：Sage.
- 塚本明子(2008)．動く知フロネーシス―経験にひらかれた実践知．ゆみる出版．
- 山本力(2018)．事例研究の考え方と戦略―心理臨床実践の省察的アプローチ．創元社．
- 山本則子(1995)．痴呆老人の家族介護に関する研究―娘および嫁介護者の人生における介護経験の意味．看護研究，28(3)～(6).

(山本則子)

第 **2** 部

「ケアの意味を見つめる事例研究」の

進め方

2章

「ケアの意味を見つめる事例研究」にとりかかる

本章から5章まで，「ケアの意味を見つめる事例研究」の具体的な
進め方について述べていきます．本章では「はじめの一歩」として，
対象事例の選定や事例研究を行うためのチーム創りについて，お
伝えします．

事例研究を始めるのはどんなときか

　読者の皆さんは，事例研究に関心があって本書を手に取っていると思います．では，どのような理由で事例研究に関心をもったのでしょうか？　実践する中で，「ある患者さんの看護が特に印象に残る，そこに何か大事なことが埋まっているような気がする」「自分の実践を何らかの形で残しておきたい」「自分の実践を皆に伝えたい」「自分の実践をしっかり振り返ってみたい気持ちがする」……などなど．総じて，あるケアの実践の経験を特別だと感じ，「事例研究，やってみようかな？」と思われているのではないでしょうか．そんな実践との出会いがあったときこそが，事例研究にとりかかるちょうどよいタイミングだと思います．

　このような思いをもった当初は，なぜ，その人への看護がそれほど印象に残っているのか，また，この看護はよい看護だったのか，あるいはそうではなかったのか，わからないことのほうが多いと思います．それでも，実践者として何か，この実践から忘れたくないものがある……そのような気持ちの背景には，自分ではまだ意識していなくても，貴重な学びとなる体験が隠れていると思います．事実，私たちの取り組みのいくつかの経験を振り返ってみると，事例研究を進めるうちに，その実践に実践者自身が改めて意識する気づきがあったり，ほかの人たちと共有するだけの価値のあることが多いように感じています．

　最初は，漠然としていても全くかまいません．むしろ逆に，漠然とした「何だか，この患者さんへの実践が気にかかる」という気持ちがするときこそが，事例研究を始めるグッドタイミングです．

どんな実践事例を選ぶか―いくつかの前提条件

「ケアの意味を見つめる事例研究」における「事例」とは

　「ケアの意味を見つめる事例研究」（以下，CMC）に取り組む際に，まずは確認しておきたいことがあります．看護や医療の文脈における「事例研究」の場合，一般的には，「事例＝患者さん」と理解されることが多いと思います．しかし，CMCの「事例」は，「個別のケアの受け手に対して実践者が提供したケア実践」を指しています．つまり，CMCにおいては，ケア提供者として自身が実践をどのように展開していったのかという，その実践そのものを記述していくことを目的にしています．その視点で，事例研究の対象となる実践を選びましょう．

事例の選択は自分自身で行う

　事例の選択は，事例のケア実践者である自身で行うのが一番です．事例研究と

して「ケアの意味を見つめ」ていくためには，その実践事例に興味・関心があり，真摯に，率直に向き合えることがとても大事です．その意味でも，事例研究にとりかかろうとする本人が「この実践を研究したい！」と思う事例こそ最もふさわしく，ケアの意味を見出そうとするモチベーションも，維持しやすいように思います．

選択する実践はどのようなもの？

　ケア実践の期間は，短い場合もあれば，長い場合もあります．一晩のシフトで起こった出来事を振り返りたいときもあるでしょうし，10年以上続いた訪問看護実践の事例について考えたいということもあると思います．つまり，「自分が行ったケア実践に何らかの展開がある，何らかの手ごたえがある事例」であることが大事で，単に時間の長さと相応するものではなく，数分，数時間の実践であっても，そこにケアとして大事なことが含まれていそうであれば，取り上げてみることをお勧めします．

　また事例には，関わりが終了した事例もあれば，いまなお継続している事例もあるでしょう．CMCでは，終了した事例の全体の経過を振り返るほうがまとめやすい印象があるのでお勧めしていますが，継続している事例を振り返るケースも，もちろんあります．

　主にこれらが事例を選ぶうえでの基本的な前提となりますが，これまでの経験から，事例選択の手掛かりとなるものを次にご紹介します．

取り上げる事例の特徴とポイント

理由はわからないが，印象深い事例
（どちらかといえばうれしい気持ちが残っている事例）

　冒頭に述べたように，「なぜかよくわからないけれど，印象深い事例」は，すぐには意識化/言語化できないけれど，それまでとは異なる種類の経験を含んでいるように思われます．「それまでとは異なる経験」とは，半ばルーチン化していた「通常の対応」では対処できず，いくばくかの困難さも記憶に伴っているかもしれません．しかし，全体としてどこかにうれしい気持ちが残っている．ということは，これまでとは異なる状況を何とかうまく乗り越えた，という実感を示しているといえるでしょう．

　こうした「それまでとは異なる経験」「ある程度の困難さを伴ったが，それを乗り越えた経験」は，今後のケア実践のために振り返るべき「タネ」を内包していることが多いと感じます．意識化しにくい実践であるからこそ，成果につながったのは具体的にどのような実践の仕方であったのかという，これからの実践への鍵

2章　「ケアの意味を見つめる事例研究」にとりかかる

を発見できるのではないかと私たちは考えています.

▶「この事例を検討したい」と思った理由や感覚を大事にする

なお,「なぜ,この事例を検討したいと思ったのか」は,CMC において中心となるクエスチョンです. なぜ印象に残るのだろう,うれしい気持ちはどこから来るのだろう,などと自分に問うことで,特に取り出したい場面や内容が明確になり,進めやすくなることもあります. 特定の実践の経験が印象に残っているということを改めて意識することが,その後の CMC における事例の分析につながります.

ただ,このときの「うれしい気持ち」は,分析の過程で大きく変化することもありうるので,この点はあらかじめお伝えしておきます.「自分の実践はよかったのだ」「うまく乗り越えた」と信じていたことが,その後,CMC における分析や,チームでの「語り合い」の中で問われ,答えるうちに,「必ずしも 100％そうではなかったかもしれない……」という気づきにつながることもあります. ですが,それはそれでよいのです. 高度に統合化され,文脈性の高い看護実践には,唯一絶対の正解はありえないと,私たちは考えています. 私たちが事例の振り返りの中でできることは,どちらかといえば,「よりよかった」と思われる実践の部分に注目し,のちの学びにつなげることが最大限なのだろうと思います. 100％の成功という実践はない代わりに,100％の失敗という実践もない. だからこそ,従来に比べて「よりよかったと思われる実践」に着眼し,それを共有可能にすることが大事ではないでしょうか.

また,これまでの私たちの経験上,「よかった」「うれしかった」という理由がシンプルだったり明確であったりする事例の場合,深く掘り下げることが困難なこともあります. その事例にも掘り下げるべき様々な側面はあるのですが,理由がシンプルであるがゆえに,「よかった」「うれしかった」の道筋がはっきりしてしまい,その見方以外に,新たな光を当てることが難しくなるからです.「印象深かった事例」「何となくうれしい気持ちになった事例」のように,「印象」や「感触」にとどまっているあたりが,事例として取り上げるにはちょうどよい狙い目であるかと思われます.

第三者にはあたりまえに思われても,
自分にとっては価値がある事例

事例研究に取り組もうとする際には,その先に,学会発表や論文作成を想定していることが多いのではないかと思います. 研究成果を学会発表や論文として公表していくことは,社会への貢献や実践への還元になり,知の伝承として重要です. 一方で,事例研究で明らかにしたい内容が,特に熟練の実践者からは「あたりまえのこと」と指摘され,研究論文としての価値は認められない,と言われること

があるかもしれません.

　しかし,ケア実践は,1回限りの出会いの連続です.1つひとつが他とは異なるケア実践,多様な文脈が織りなす状況の中で,同時に複数の意図のもとで複数の介入を重ねていくケア実践,単に傷が治るだけでなく,その人の幸せに辿り着こうとするケア実践において,何を意図し,その実践はどのように行ったのか,その意味は何だったのか——これらのことは果たして,その場にいないほかの多くのケア実践者にも伝わる形に可視化され,共有可能な知になっているでしょうか? 次の患者さんに使える知になっているでしょうか? 私たちは,事例を分析する中で,なぜこの事例が気になっていたのかが当初は意識化/言語化されていなかった実践において,その価値や実践のコツが見えてくる経験をしています.そして,それらがほかの人と共有する価値があるのかどうかが見えてくる経験もしています.事例研究に取り組む前やその途上では,その事例における「研究の問い」がはっきりせず,実践者自身も事例の意味に気づかない,あるいはわからないということも往々にして生じます.それらはしばしば,事例研究チームで「問われ語る」中で見えてきます〔「問われ語り」は3章(➡40〜51頁)を参照〕.たとえ,いまははっきりと言語化できなくても,自分自身がその事例に価値があると感じるところがあるなら,諦めずに取り上げて研究することを,私たちは応援します.

事例研究はチームを組んで進める

チームだからこそ成し遂げられること

　私たちの経験上,CMCは,4〜6人程度のチームで進めるのがよいと思います.そのチームは,事例のケア実践者と,その事例をよく知っている同僚や関係者,加えて,CMCをはじめ事例研究への理解がある大学教員らで構成することをお勧めしています.また逆に,その事例のことも患者さんのことも知らない人,あるいは,ケア実践そのものとは全く別の分野にいて,事例に関心をもってくれる人に加わってもらうのもよいと思います.

　チームで進めることがよい理由は,ケア実践について語ったり書いたりすることは実践者自身にしかできないものの,その意味や価値,実践にまつわる様々な関係性,そして実践のコツのすべてを1人で意識化し,言語化することは困難だからです.また,ケア実践は,実践した人にとってはあたりまえのことで意識されていないケースも多く,最初は実践そのものをどう表現してよいのかわからない,ということもしばしばです.複数のメンバーがいればそれぞれの「あたりまえ」があるので,「あたりまえ」が異なる多様な立場から問いかけ合い,語り合うことで,初めて語られ始めることや,気づくことがあります.それらが分析を広げ,深めてくれます.そしてチームメンバーは事例の「最初の読者」でもあるので,実

践の奥底に何があるのかを，純粋で新鮮な視点でみることができ，事例をさらに掘り下げてくれると思います．こうしたチームでの取り組みにより事例のイメージを広げていくことで，他者に伝わる「言葉」が見つかるのではないかと思います．

　チームメンバーは，時に1人のケア実践者として，時に1人の専門家として，またあるときは1人の人間としてその事例に向き合い，実践者の語りを聞きつつ対話を重ねていくうちに，あたかも，その実践の場に自分が居合わせているかのような感覚を覚えることがあります．その過程では，いま語られている実践が過去の自分の実践とも重なるように感じられ，「わかるわかる！」と共感したり，逆に自分の過去の経験からは想像もつかないような形で展開するのを目の当たりにして，「ああ，そうなのか！」と驚いたりしながら，充実した時間を経験できると思います．

チームを組むときの留意点

　チームを組む際には，1つ，心に留めておいてほしいことがあります．CMCのプロセスは，メンバーの誰もが安心してそこにいられる場であることが保証され，それが継続することで実現します．上司と部下，先生と生徒のような上下関係を醸し出すような空気からは，一切解き放たれましょう．1人ひとりそれぞれが感じ，考えたことは，同じではないからこそ貴重なのだと思います．その多様性が相互に認められてこそ，CMCは可能になります．誰かが誰かに発言を妨げられたり，否定されたりすることなく，誰もがフラットな関係であることが基本です．ですから，そのことを意識できるよう，取り組みの最初の時点で，「○○師長さん」「○○先生」などではなく，全員「○○さん」と呼び合うことを皆で宣言し，共有しておくのもよいでしょう．チームメンバーが互いを尊重し合い，事例に対して謙虚に，純粋な気持ちで向き合う態度が，はじめの一歩として大事です．

　ケアの実践と同じように，事例研究のプロセスでは，その場をともにするメンバーとの一期一会の問いと語り（後述する「問われ語り」），そしてその「語り合い」がもたらす「触発」が蓄積されることで，事例の理解や発見，分析が進んでいきます．このようなプロセスをスムーズに進めていくためには，チームメンバーをできるだけ最初から固定し，継続的に検討を重ねていくことがよいと思います．また，「語り合い」を充実させるための問いかけ方のコツもあると思われます．このあたりは，次章以降をぜひご参照ください．

　はじめの一歩は以上です．さあ，準備が整ったら，いよいよCMCという冒険を始めましょう．自分が研究したい事例は選ぶことができましたか？　選んだら，その事例について早速書き始めてみましょう．さて，どんなふうに書いたらよいのでしょうか？　3章に進みましょう！

（雨宮有子）

3章

意識化/言語化
—ワークシートの記述と「問われ語り」

本章では，まずデータとなる記述をワークシートに書き始めること，次にワークシートの記述を充実させるための「問われ語り」についてご紹介します．

3〜5章では，「ケアの意味を見つめる事例研究」の分析の方法を3つのステップで説明します．3つのステップとは，① 意識化/言語化—ワークシートの記述と「問われ語り」(本章)，② メタファー化—キャッチコピー創りから「見出し」創り，「表」創り(4章を参照)，③ 再ナラティブ化(文章化)(5章を参照)です．実際には，これら3つのステップは，どこからどこまでとはっきり切り分けられるものではなく，ステップの間を行きつ戻りつしながら分析が深まっていくのですが，わかりやすいように3つの章に分けて説明していきます．

意識化/言語化のプロセス
―データとなる事例の記述の第一歩

　2章で述べられた考え方と準備をもとに，取り組む事例を選んだら，早速はじめの一歩を踏み出しましょう．選んだ事例について思い出しながら，データとするための事例の記述にとりかかります．本章では，意識化/言語化のために行うワークシートの記述と「問われ語り」を行う方法について説明します．

　「問われ語り」とは，ケア実践者と複数人のメンバー（研究者を含む）の間で，実践者によって書かれたワークシートの記述をもとに行う対話（語り合い）のことです．ケア実践が行われたそのときを振り返り丁寧に事実を思い出すことを促し，実践に至った背景や意図などについての意識化/言語化を進めるために行います．また，次のステップのメタファー化においても引き続き行われます．

ワークシートに書き始める

　1章で紹介されていたように，私たちは12年くらい前から，「ケアの意味を見つめる事例研究」（以下，CMC）の方法の開発に取り組んできました．ケア実践者（以下，実践者）の人たちと語り合い，事例を振り返る経験を積み重ねる中で，意識化/言語化が進みやすくなるにはどうしたらよいか，どのようなしかけがあったらよいか試行錯誤し，その1つの成果として，**図3-1**に示す「ワークシート」を作成しました．これまでに改良を重ねて，2025年3月時点でver 8.0がWebサイト[*1]からダウンロードできるようになっています．

　このワークシートを用いると事例について書き始めやすくなり，その後の分析もスムーズになると思います．

ワークシートの使い方

▶ ワークシートの構成

　私たちの研究グループでは，CMCのセミナーを年に1～2回開催しており，「模擬事例」を用いてグループワークを行っています．**図3-1**はこの模擬事例に基づくワークシートの記載例です．図の左上（①）には「どうしてこの事例を紹介しようと思ったか（事例を取り上げた理由）」，図の右上（②）には「事例の概要」の欄があります．

＊1　https://plaza.umin.ac.jp/~ltcq/projects/projects-cs/

事例研究ワークシート　ver. 8.0

①事例を取り上げた理由

②事例の概要

事例 （ A ）さん （ 70 歳代 ）（女性）

どうしてこの事例を紹介しようと思ったか（タイトルへの第一歩）：	事例の概要：
・誤嚥性肺炎を繰り返し当院と介護老人保健施設（老健）の入退院を繰り返していた事例．夫は介護を強く拒否し，娘は仕事で不在が多いため老健に入っていたが，終末期になり，娘は仕事で介護できずにいたことに疑問を感じ，仕事を休む決断をした．在宅介護を決定した2日後に退院し，その後2週間を家族とともに自宅で過ごすことができた． ・終末期の患者や家族の本当の希望を引き出すことや，希望に沿って迅速に対応できた経過について振り返り，終末期の患者の今後の支援に生かしたい．	・70歳代女性．10年前に胃がん（胃全摘），5年前に境界型糖尿病． ・患者は5年前から老健に入所していた．夫（70歳代）と娘（30歳代）と2人暮らし．娘は会社員で不在が多く，1か月後に結婚が予定されている．夫は，元来家事は一切できず，患者の介護はしていない． ・経過：胃全摘後，誤嚥性肺炎を繰り返し血糖の管理もあって当院と老健を往復していた．今回の入院は，2週間前に発熱，酸素飽和度の低下がみられ，誤嚥性肺炎の治療のための入院．腎臓や肝臓の臓器不全が進んでおり，終末期．入院後，母親が終末期であることを目の当たりにした娘が「最後は家で一緒に過ごしたい」という希望を表出した．娘の決断後の2日で退院し，在宅で2週間過ごして永眠した．

事例の経過と看護実践

		前期	中期	後期
1. 事例の実践		・酸素2L/分カヌラで吸入しSpO₂：98%であった．体温38℃台，ポータブルトイレへの移動のみ介助で可能．足背の浮腫が著明で転倒リスクが高い．主治医からの患者家族への説明は，「誤嚥性肺炎を起こしている．肝臓や腎臓といった臓器の能力も落ちてきている．抗生剤の投与と絶食をして肺炎を改善させる」というものであった． ・看護師が夫や娘に今後について尋ねると，夫「自分も糖尿病があるんだ．自分のことで精一杯で（妻の介護は）できない」「本人を家に連れて行くのは無理」．娘「仕事は休めない」面会は，面会時間終了直前に毎日きていた．患者は「病院が気楽でいいよ」と話した． ・SBT/ABPC抗生剤を1日6gを2回に分けて末梢から投与．3日目ぐらいから徐々に解熱されて，会話が増えてきた．誤嚥性肺炎を改善させ患者さんの苦痛を緩和したい．自宅に帰るという選択肢は本人と家族にはないため，肺炎が改善すればまた老健に転院する予定．いずれにしても良い時間を過ごしてもらう方法を考えたい． ・夫は来院しても無言で座っていることが多いので，なるべく声掛けをしようと話しかけるようにした．話しかけると色々話はしてくれた．夫と妻の話を促すために間に入って以前の生活について伺った．昔の話をする時，患者と夫は，笑顔で話す．家族の退出時には「また続きをきかせてください」と添え，次も話の時間を持てるように言葉を付け加えた． （以下略）	・レントゲン上の肺炎像は改善傾向． 腎・肝不全は横ばい． ・娘「父と2人で自宅に居ながらお母さんの介護ができずにいて，何かを工夫したらできたのかもしれないけれど逃げていたのかもしれ〔③おおまかな時期ごとに以下の点を思いつくまま詳細に書き出す（記録などを参照してもよい）・患者（利用者）/家族の状況・看護師自身が考えたこと・感じたこと・実践内容・患者（利用者）/家族の反応や変化〕を進める準備をした． 患者が最後をどこで過ごすかということについて早急に考える時期ではあるが，患者・家族の意向を確認し，それぞれに無理のない最善策を一緒に考えたい． ・娘は，介助を拒否しているのではなく，何をしていいのかわからないのかも．本当はどうしたいかを考えるようになっているように感じる． ・家族に，帰宅を押し付けるのではなく，自宅に患者をつれて帰ることが選択肢になる支援を考えたい．その時に患者の発言も変わるかもしれない． ・娘は夕食時に面会に来ることがあり，患者が好む差し入れもしてくれていた．食事の介助は，ベッドアップを90度にし，腰枕を入れて姿勢を整え，飲み込みを確認しながら行った．家族がいるときには，ベッドアップを90度にしている理由や腰枕を入れて姿勢が崩れない方法など，行っていることの理由を説明しながら介助をした． （以下略）	・可能な時はポータブルトイレへ移動． ・娘「医療者に話がある」と電話．「仕事を休職することにした．結婚する前に母と一緒に過ごしたいと思っています」．夫「今も難しいと思っているけれど，娘が言うから」．娘が父親の言葉を制するように〔…〕ん，大丈夫だから」．患者〔…〕を詰まらせながら「病院は〔…〕いけれど，帰れるなら帰〔…〕家族の生活を変えたいと〔…〕かったけれど，帰れることは〔…〕しい」．患者の表情はこれ〔…〕い明るい表情に変化した．〔…〕を言葉にしたことで，自〔…〕を整理できたのかもしれ〔…〕患者が今必要なことについて私と一緒に考えることで，娘は自信を持てたのかもしれない．それらが「私にも母に何かできる」という考えにつながったのかもしれない． ・娘「家に帰るにあたり必要なことを教えてくれたらできる気がする」．自宅に帰るにあたり必要なことや予測される経過を伝えて，娘と夫の気持ちを確認した． ・患者は，娘からの「一緒に帰ろう．私にもできそう」という申し出を素直に喜んでいた．患者に退院に際して不安なことについて確認すると「娘が看護師さんがやってくれたことを覚えてくれたし，訪問看護師さんや先生も来てくれるから，大丈夫．みんなに申し訳ないと思うけれど，うれしい」という言葉が聞かれた． （以下略）

図 3-1　ワークシートの書き方例

一部を示しています．この続きを含む「模擬事例ワークシート」は58〜59頁にありますのでご参照ください．

3章　意識化/言語化—ワークシートの記述と「問われ語り」　　33

この事例は，CMC検討グループのメンバーで本書の著者の1人である山花令子氏(がん看護専門看護師)が経験した複数の事例をもとに構成したものです．最初は在宅看取りの希望がなかった終末期のA氏とその家族が，看護師Bを中心にした関わりを経て本人と家族の意向が変化し，新たな希望に沿った在宅看取りが可能になりました．このような帰結に至るまでに行われた実践からその意味を見出し，今後に活かせるエッセンスを明らかにしたいという思いがあり(図3-1の①)，それが，この事例研究に取り組む目的となります．図3-1の②の「事例の概要」は，この後の「問われ語り」のプロセスで，問い手となるメンバーが事例を大づかみに理解するためのものなので，看護サマリーとして普段書き慣れているような内容でよいと思います．

　ワークシートのメインとなる図3-1の③は，事例の実践を具体的に書き出す欄です．ケアの受け手と実践者の相互的な関わりについて，以下のポイントを手掛かりに記述します．

- 患者(利用者)/家族の状況
- 看護師自身が考えたこと・感じたこと
- 実践内容
- 患者(利用者)/家族の反応や変化

　図3-1の模擬事例では，A氏と家族に対する看護実践を振り返り，看護師の判断や，その判断に至るまでの思考過程や意図も含めて記述されています．

　慣れるまでは，何をどのように書けばよいのかと悩み，難しく感じることがあるかもしれません．しかしここで示す情報は，のちに語り合うメンバーに対して，まずは何が起こったのかを知ってもらうことが主たる目的なので，必ずしも順序立っている必要もなく，思い出したことからなるべく詳細に(そのときに起こったことを，記録や記憶になるべく忠実に)書いていけば十分です．「問われ語り」の中で書き込む量が増えるかもしれませんが，ワークシートは何ページでも書き込める仕様になっているので，安心してください．

　なお，個人情報管理の視点から，記述の際には個人の特定につながる情報(氏名・年齢・日付など)には十分配慮し，「A氏・80歳代後半・X−2年」のように具体的な情報は伏せる表記にしておきましょう．

▶ ワークシートに書くのが難しいときは

　事例について振り返る際，ワークシートに書けるほどには思い出せないと感じることがあるかもしれません．その場合は，ラフな形で手書きのメモを作成したり，図3-2のような「経過表」を活用したりするのも一案です．「経過表」も，先に紹介したWebサイト[*1](➡32頁)からダウンロードが可能です．このあたりは人それぞれなので，ワークシートも経過表も使わずに，思い出すままつづけて書い

■この事例を取り上げた理由を空欄に書いてください.

この事例を取り上げた理由	

■ご本人の状況, 家族, 看護師が考えたこと, 看護実践, 意図と意味付け, 反応と変化を, 思い出しながら書いてみてください.
全ての欄を埋める必要はありません. 思い出しながら時系列で書いてみてください(日にちは思い出せる範囲で).
まずはご本人の状況が書きやすいようです. そこから想起されたことを追記していきましょう.

年	月・日	ご本人の状況	家族	看護師が考えたこと	看護実践	意図と意味付け	反応, 変化

図 3-2 経過表(ワークシートの下書きとして経過を記入する書式の例)

ていくほうがよいというケースもあります.
　もし, 書くこと自体が苦手で, 直接話すほうが思い出しやすい場合は, 誰かに聴き手になってもらってICレコーダーやスマートフォンに録音したり, 聴き手にホワイトボードなどに記録してもらい, それをもとにしてパソコンに入力するという方法もあります. ホワイトボードを使う方法は, 複数人で関わった事例を皆で思い出すとき(病棟や訪問看護ステーションのメンバー, 他職種も含めたチームなどで取り組む場合など)には, 語られた内容が視覚的に全員で共有できるという点で, 特に効果的です. また, CMCのプロセスでは, ワークシートへの記入を経て次の段階に進むと, 複数人で語り合う「問われ語り」を行ってさらなる意識化/言語化を図り, 厚い記述をめざしますが, その際にもホワイトボードの活用は役に立ちます.
　いずれの方法であっても, 実際に起こった事例の状況と, その中で, 実践者である看護師が患者・家族とやりとりを重ねていく様子や実践者が考えたことなども含めてワークシートに書いた情報が, 「最初のデータ」になります. 繰り返しになりますが, 個人情報の保護には十分に留意してください.

▶ 時期区分を仮に設定する

　図 3-1のワークシートの③の部分をみると, 上部に「前期」「中期」「後期」と書

3章　意識化/言語化—ワークシートの記述と「問われ語り」　　35

かれた欄があり事例の経過が大きく3つに分けられるようになっています.

　取り組みたい事例を思い起こしたとき，大まかにでも，「流れ（潮目）が変わったな」と感じられる「転機」や「変化」がきっとあると思います．それはどこでしょうか？　潮目がはっきりしている場合もあれば，何となくぼんやりしていてわかりにくい場合もあるでしょう．まずは仮に，「前期」「中期」「後期」に分ける程度で結構です．次の段階のチームでの「問われ語り」を通して実践が詳らかになってくると，それにつれて時期区分も明らかになってきます（➡71頁）.

　直感で分けた時期区分は，「問われ語り」のポイントのヒントになります．すなわち，転機や変化が生じる前の実践は大切な意味をもっていることが多いので，その前に何をしたかに注目したり，各時期の実践の特徴をつかむなど，「問われ語り」で詳しく意識化したいところがわかりやすくなります.

ワークシートに書くときの留意点

▶「看護実践」を描く―主語は「看護師」

　CMCは「看護実践」から実践知を取り出すことを目的にしているので，焦点を当てるのは，患者・家族の様子ではなく「看護実践」のほうになります.「看護師が何をした」「看護師がどのようにした」などというように主語を看護師とすることで，記述の「立ち位置」を「看護師」の側に置くことを意識します.

　看護実践を描く際は，実践の背景にある文脈や状況とともに，その状況に応じてどのように工夫し実践されていたのかという，看護師の微妙だけれども確かな巧みさの可視化をめざします．看護師が実践したそのとき，その場で，患者・家族の何をどう捉え，それにより看護師はどう感じ・考え，どう判断したか，という「知覚・感情・判断・意図」なども思い出しながら記述します．それにより，実践者の「視線」や「思考」の動きが可視化され，読者はその状況を鮮やかにイメージできます．そのイメージから，読者は自身の実践へのヒントを感じ取り，自身の実践に取り入れて活用することが可能になると考えられます.

　だからこそ看護師（私）を主語とする必要があり，普段の記録には書かないような，「私はこのように捉えた」「私はこう感じた」「私はこう考えた」という記述も必要になるのです．看護師の立ち位置から，看護実践とその実践に至る「私」の語りをデータとすることから，CMCの方法は1章でも言及されていたように，看護師の「当事者研究」の側面を持ち合わせているといえるでしょう.

▶ 実践を行った背景にある文脈をしっかり描く

ただ,「私」の語りとはいえ,自身の「こうあるべきだと思う」「私はこうしたい」というような信念や意思ばかりを強調してしまうと,それが目の前の患者・家族にフィットした実践だったのかがどうかが読み取れなくなってしまいます.ですから,あくまで実践の状況,目の前の患者・家族の様子,それをどう捉えたのかという文脈を,しっかり記述することが非常に大切です.

実践を行ったときは,瞬間瞬間の対応に集中しているため明確に意識されていない場合が多いかもしれませんが,「問われ語り」で意識化が促されるので,この段階では,思い起こせる範囲で十分です.

ある程度,初めの思い出しを行ったら,それから実践に関わる種々の記録物を見返してみることや,その患者・家族に関わった他のスタッフにも話を聞いて他者からの視点を得ることも,実践の思い出しの助けとなり,意識の元となる記憶を確かにすることに役立ちます.

また,取り上げたい事例が,1人の看護師だけでなく複数のスタッフで連携した実践の場合には,メインの書き手として1人の視点を定めたうえで,他のスタッフの実践やその文脈も記述し,誰についての記述なのかがわかるよう,例えば看護師Aさんの実践には「(Ns. A)」,Bさんの実践には「(Ns. B)」などの形で書き添えておくとよいと思います.

▶ どこから書き始めてもよいが,後で時系列に整理する

最初に記述するのは,心に残っている場面や自然と思い出されてくる場面で結構です.そのうえで「その前には何があっただろう?」「その実践の後にはどのような反応や変化があっただろう?」と徐々に前後を思い出し,時系列を大切にしながら情報量を増やしていきます.小説と違い,現実の時間は一方向に流れているので,何かの出来事や行動による影響は,その出来事や行動よりも前には起こり得ません.時系列をきちんと押さえることで,変化がみられたとき,その変化に影響を与えたものが何だったのかについて,その変化よりも手前で探索することが可能になります.記憶の中では前後関係があいまいになっていることが多いので,先に述べたようにカルテなどの記録物を確認したり,一緒に関わっていた同僚や他職種に尋ねてみたりすることが役に立ちます.

▶ 文体や表現よりも現場の質感を大切にする

次に,この段階ではきちんとした文章に整えることは意識せず,思い出されるまま,心に浮かぶままに書くことが大切です.整った文章にしようとすると,つい,書き慣れている看護記録の表現などに近づきがちです.そうすると,現場で

3章 意識化/言語化—ワークシートの記述と「問われ語り」 37

感じたり考えたりしていたことの質感が失われ，実践のリアルな面が見えなくなってしまうことが多いです．普段は明確に意識されていない部分を意識化/言語化することが目的なので，より「経験そのもの」に近づくよう，文体や表現はいったん気にしないでおきます．

1章でも少し触れられていたように，時々，上司や第三者のチェックや添削を受けて書き直されたワークシートを目にしますが，残念なことに，経験そのものは伝わってこないことが大半です．ワークシートそのものがデータになるので，書き手である実践者以外の添削はできるだけ控えるほうがよいと考えています．

下記のCOLUMNではワークシートの記述例を示しましたので，参考にしてみてください．

COLUMN:
ワークシートへの記述の例

普段，記録などを書く際は，自分の主観を排して客観的に整理することを意識されていると思います．しかしCMCでは，実践者1人ではなかなか意識化できない部分を，「問われ語り」を通して掘り起こし，誰もがその実践の場面に居合わせているかのようにイメージできるようになることが大切です．そのため，さながら実況中継のように書いてみることをお勧めします．

以下は，CMCの取り組みにより出版された実際の研究論文から一部の記述を引用した例です．それと併せて，比較対象の意味で，論文の記述をもとに，著者らの承諾を得て筆者が「普段の記録風」の記述を作成した文章を，先に示してみました．違いを感じてみてください．

●普段の記録風の記述（筆者：吉田による）

ある日，訪問すると，ベッドの周りで家族7人が固唾を呑んでA氏を見守っており，A氏は看護師に「苦しい，助けて，死んじゃう」と訴えた．部屋には熱気がこもり，家族には緊張がみられたので，窓を開けることを提案した．長女が窓を開けて風が入ると，A氏の表情は穏やかになり，呼吸苦が軽減したように見え，家族の緊迫感も緩んだ．

⇒状況に距離をとって書かれている

●実際の論文の記述（佐藤, 野口, 阿部, 徳江, 山本, 2018, pp.230-231より）

ある日，看護師が訪問すると，部屋に入った瞬間に異様な熱気を感じた．外は初冬で寒く，8畳の和室には暖房がついており，A氏の浅く早い息遣いが聞こえ，ベッドを取り囲むように家族7人が固唾を呑んでA氏を見守っていた．看護師がA氏の様子を確認すると，A氏の髪は乱れ，眉間にしわを寄せ，酸素のカヌラが鼻の横にかかっていた．そしてA氏は看護師を見ながら「苦しい，助けて，死んじゃう」と，看護師に訴えてきた．熱気とともに緊迫感を感じた看護師は，空気の

流れをつくることで場を落ち着かせる必要があると考え，「窓を開けませんか？」と提案した．すると，長女が慌てて窓を開けた．初冬の風が部屋にさっと吹き込むと，風が顔にあたったA氏の表情が穏やかになり，呼吸が楽になったように見えた．息を詰めるようにして見守っている家族の緊張が緩み，部屋を流れる熱気と緊迫感が緩んだ．

⇒看護師の視点や知覚，思い，考えが含まれており，状況が目に浮かぶように書かれている

▶ 既存の理論などが思い浮かんだらいったん棚上げ ―経験そのものを捉える

　先述のように，ワークシートに看護師を主語にして「知覚・感情・判断・意図」を書きます．しかし，「自分の感じたままを思い出して書いてください」と伝えても，それを難しく感じる場合が多いようです．看護師を主語に書き始めても，書き慣れている看護記録に準じて，客観的な見解を記そうとする場合がよくあります．

　例えば，「その患者さんはこういう状況だったのだから，私は"危機介入"が必要だと判断し，そのために踏むべき順序で考え，まずこの事項を確認したはずだ」―――このように，学習した既存の理論や用語などが思い浮かんだら，そうした言葉をいったん棚上げし（脇に避け），経験そのものに目を向けましょう．これは，「現象学的な態度〔現象学的還元（松葉，西村編，2014，p.182）〕」に通じる大切なところです．

　私たちは何かを経験する際に，自分がすでに知っていることや意味（ものの見方：パースペクティブ）に結びつけて物事を理解しがちです．このことは，現象学だけでなく教育学分野でも，成人の学びについて多方面から検討している教育学者のJ.メジローも述べています（2012[1991]）．しかしこのような理解の仕方で，「〇〇の理論を使って対応したら，こうなりました」という記述だけでは，「実践報告」にとどまってしまい，新しい「知」を求めて行う研究のデータとしては，十分ではないと考えます．

　実際にその場で，「ここは危機介入だな」「〇〇の理論を活かそう」と考えて対応していたとしても，そのときその場での経験そのものは，具体的にどうだったのでしょう？　もし実習中の学生や新人看護師だったら，教科書で習った「危機介入」の項目を思い起こし，教科書通りにいきなり「確認」の問いなどを投げて，患者の心の扉を閉ざしてしまうことがあるかもしれません．しかし，熟練者はきっとそうではないと思います．患者の様子の，ささやかな何かを気にかけながら，その場のその人に合うと思われる言葉を（何らかの思考過程を経て）選び，声の調子やタイミング，自分が相手に対してどのくらいの距離を置くか，どんな向きで立つかまで，（はっきり意識はしていないにしても）配慮をしながら，声を掛けるのではないかと思います．さらにその声掛けに対する患者の反応からまた何かを感じ取

り，次の対応を工夫するといった継続的な関わりを通して，患者の心の芯にある思いに触れ，実践のその先の展開が可能になっていくのではないでしょうか．

このように，経験そのものをすくい取った細やかな記述が，事例研究のために必要なデータになります．そしてそのデータが，熟練者の実践の技や意図を新たに取り出すことを可能にするのではないかと考えます．CMCがめざすのは，「これまで言葉になってこなかった事柄（実践知）を，具体的な言葉にして伝えよう」ということです．

繰り返しになってしまいますが，「この場面では，私は"○○"をしていた」と既存の理論や用語が浮かんできたときには，あえてそれは棚上げにして，その場での経験そのものをできるだけ記述するように心がけるとよいでしょう．

ワークシートは基本的に1人で記述しますが，これは，「データとなる記述をつくる」第1段階にすぎません．一度で完璧に整えようとせず，ワークシートを書き終えたら，次は「問われ語り」の段階に進みましょう．

「問われ語り」の実施—ワークシートを充実させ，データとなる記述を厚くする

「問われ語り」は，複数人で組んだチームのメンバーと語り合いをしながら，さらに詳細に意識化/言語化を進めて，データの記述を充実させていくプロセスです．

実はこの「問われ語り」は，CMCの取り組みの当初は「方法」としては位置づけられていませんでした．1章で紹介されている通り，訪問看護師による事例研究に取り組んでいるときに，事例について語り合っていたメンバーの問いかけに対し，メンバーの想像を超える「新しい視点」が実践者から語り出されたことがきっかけでした．その後も，事例についてメンバーから問われて，実践者が応えて語る中で，「なるほど，そうだったのね！」「それってすごい！　私にはそういう発想はなかった」と，皆で納得したり感心したり，わくわくしたりする経験がたびたび生じました．そこで，実はこのような語り合いが，実践の意識化/言語化を進め，実践の意味を見出すために重要なプロセスになっているということに気がついたのです．このようにして，「問われ語り」という方法が生まれました．

いまでは，「問われ語り」はCMCを進める方法の核となっています．「問われ語り」は職人技のような側面があり，その明示化に向けて検討中ではありますが，現時点でわかっていることを共有したいと思います．まずはCMCにおける「問われ語り」の必要性について説明し，次に「問われ語り」の進め方について紹介します．

なぜ「問われ語り」が必要なのか

▶ 自分自身にとって「あたりまえ」であることは，1人では意識化が難しい

　実践者に「この実践ってすごい．どのようにしたのですか？」と尋ねると，得てして，「うーん……，私はふつうにやっただけです」「特に何もしていません」「反射的に動いてしまっているから，覚えていません」といった答えが返ってきます．看護師に限らず，自分にとって普段ほとんど意識に上っていない「あたりまえ」のことは，自分1人で意識化することは困難です．そんなときに，それを「あたりまえ」と思わず，「それはすごい．私にはできない」「どうしてそう考えたの？」「どうしてそれができたの？」「そのあたりをもっと教えてほしい」と熱心に尋ねる問い手がいると，改めて自分でもそのことに注目し（＝意識化），何とか言葉にして説明しよう（＝言語化）と試みるようになります．その意識されていなかったところにこそ実践知（実践者の技：意味・意図・コツ）が潜んでいるので，それを可視化し共有することを目的とするCMCにとっては，この「あたりまえ」の意識化/言語化が中核となります．

▶ 意識化されにくい看護実践のあり方

　先に，ワークシートは看護の「実践」に光を当てるために「看護師」を主語にして書くことが大事であること，しかし，看護師は患者・家族のことは書きやすくても，看護師自身のことについてはなかなか意識化/言語化ができないことを述べました．それには，ケアを本分とする看護師ならではのあり方も関係しているように思われます．

　西村は，「看護師の関心は，いつもつねに患者の側にある．そのためであろう，どのように実践しているのか，どのようにその実践を経験しているのかを問うと，看護師たちは，そのように考えたことがなかった，あるいは，それを言葉にするのは難しいと応じる」と述べています（西村，2016a，p. ⅲ）．

　看護師は，身体的にも心理的にも，患者の内側から理解するように患者に関わっています．そのあり方は，「私のものでもなければ他人のものでもない匿名の実存がこれらの身体〔＝私の身体と他人の身体〕に同時に住まう」ような，「身体的レベルで生ずるこのような匿名の生，〈ひと〉という在り方」とされるM.メルロ＝ポンティの「間身体性」（竹内，2014，p.79）の概念に通じると考えられます．このように，看護師と患者の間は，未分化な状態といえそうです．

　さらに西村は，「（看護師の）経験の言語化の難しさは，その全体，雰囲気，空気が看護師にとって対象でなく，経験を語る看護師の存在や行為をも含み込んだ経験として，つまり主体と客体の未分化な事態の内で生み出されてくる感覚である

から」(西村，2016b，p.330)とも述べています．つまり，経験する主体である看護師と，客体である経験との間も未分化な状態と思われます．

さらに，多くの看護師が経験するように，熟練してくると，意識しなくとも身体が動いていることがあります．この経験について P. ベナーと J. ルーベルは，メルロ＝ポンティの思想をベースに「身体に根差した知性」という概念を提唱し，「それが最もうまく機能するのは，人がそれに注目していない時」(ベナー，ルーベル，1999［1989］，p.49)だと述べています．

看護の実践者にとって自身の看護実践が意識化されにくいのは，以上のような看護師のあり方が背景にあると考えられます．

▶ 経験というものは語られにくい

メルロ＝ポンティは「始元の沈黙(原初的沈黙)」という言葉を用い，(メルロ＝ポンティ，1967［1945］，p.302)，われわれの経験というものの出発点は言葉になる手前にあるため，普段使っている言葉で表そうとするとその経験は消えてしまい，なかなか言葉にならないという特徴があることを述べました．また，「私の諸経験の交叉点で，また私の経験と他者の経験との交叉点で，それら諸経験のからみ合いによってあらわれてくる意味なのである」と述べ，これを現象学的世界としています(メルロ＝ポンティ，1967［1945］，p.23)．

これらを踏まえて考えると，実践者と複数の共同研究者との「問われ語り」では，語り合う複数人の間で経験のすり合わせが起こるのと同時に，各人においては自身の過去の経験と現在の経験がすり合わされ，実践者 1 人では捉えにくい実践の意味や詳細を意識化/言語化しやすくなると思われます．

そして，それらについての解釈を交流する中で実践の意味を捉え直すことが可能になるのではないかと考えられます．

「問われ語り」の実際

▶ メンバーの構成

2 章でも述べられている通り，「問われ語り」は，4〜6 人程度の研究メンバーで語り合うのがちょうどよいと感じます．普段の「あたりまえ」が共有されている人だけでなく，職場や立場や経験年数の異なるメンバーが加わると，その「あたりまえ」を客観視できる視点や新鮮な疑問を提供してもらえると思います．また，CMC は言葉になりにくい看護実践から意味を見出して言語化することが目的なので，言葉を扱うことに慣れている研究者や教員と協働することをお勧めしています．

▶「問われ語り」の前に

「問われ語り」に参加する前に，実践者が書いたワークシートを読んでおきましょう．私たちは，まずワークシート左上の「① 事例を取り上げた理由」に着目するようにしています．そこには実践者の気がかりや大切にしていることがにじみ出ているように思いますので，それを意識しながらワークシート全体を読み，患者・家族にどのような変化が起こった事例なのかを大まかに捉えて，「問われ語り」に臨むようにしています．

▶「問われ語り」のときのルール―対等，安心な場創り

「問われ語り」のときには，上下のないフラットな関係性が大切です．メンバーには教員も含まれるかもしれませんが，「指導する-される」の関係ではなく，あくまでも対等に，その実践のよいところや意味を探り，言葉にしていくことを目的にした"仲間"という意識を持ち続けるよう心がけます．そのため，教員も若い人も皆，お互い「さん」づけで呼び合うことをお勧めします．

語り手となる実践者は，その事例について初めて聞く人にもわかるように熱心に話しましょう．自分はそのときその状況においてケアの受け手の何を捉え，どう感じ，どう考えて，どのようにしたか，自分ごととしてリアルに語ります．「問いかけ」に対しては，問い手が求めていそうな回答ではなく，率直にそのときのことを説明しましょう．時には時間をかけて表現する言葉を探っていくことになるでしょう．

だからこそ共同研究者は，実践者にとって語りやすい，どのように語られても受け入れる"安心な場"を創るという意識をもって参加しましょう．もし，実践について批判や評価したい気持ちが生じたとしても，それはいったん横において実践をリスペクトし，まずは実践のありのままを理解することに集中しましょう．

"安心な場"は語り手の実践者だけでなく，問い手となるメンバーのお互いにとっても大切です．他のメンバーの発言には熱心に，関心をもって耳を傾けましょう．多くの経験のすり合わせが行われることが，実践の掘り起こしに寄与すると考えられるので，多様な視点からの発言を歓迎する気持ちで臨み，そして1人が続けて話しすぎないようにします．また，質的研究に共通していることですが，唯一の正解があるわけではなく，最適解に向かって皆で考えていくという姿勢が大切ですので，どの意見が「正しい」かという意識はもたないように気をつけて，皆で「問われ語り」を楽しみましょう．

▶「問われ語り」とワークシートの加筆を繰り返す

「問われ語り」を通して意識化/言語化されてきた事柄は，これまでに1人で作

成したワークシートに加筆する形で，記述を充実させていきます．そして「問われ語り」は一度で終わりではなく，ワークシートの記述が十分充実するまで，繰り返し行います．いつまで，何回行うかは，具体的な回数が最初から定まるものではありません．「問われ語り」のメンバーの間で，どのようなケア実践であったのか，その場面が目に浮かぶように，あるいは，その実践の場に居合わせているかのように理解できたという感覚をお互いに共有するまで，と考えています．

ワークシートに「問われ語り」から得た内容を加筆する際は，いつ加筆したのかを後からたどれるよう，これまでのデータと区別しておくことがワークシートの透明性を確保するために大切なので，加筆部分は「色を変える」「下線を引く」などの工夫をしておきましょう（➡49頁）．

「問われ語り」を行う時間は，1回につき2時間ほどが短すぎず長すぎずでちょうどよいと感じます．また経験上，「問われ語り」は1か月以上間が空くと，前回の話が思い出しにくくなると感じられます．できれば間隔は1か月以内とすることを念頭に置き，メンバーの事情を調整しながら進めてもらえたらと思います．

▶「問われ語り」で問うこと

それでは，どのような「問いかけ」をすると意識化/言語化が進むのでしょうか．セミナーや分析会をすると，「問いかけの質によって，出てくるものが違ってしまうように思う．どう問いかけたらよいか教えてほしい」という要望を多くいただきます．そこで今度は，「問われ語り」における「問いかけ」について，CMCのメンバーで振り返り，考えてみることにしました．すると，実践の「意味や意図」と「コツ」を，「大見出し」「小見出し」で可視化することと同じように，「問いかけ」も，いくつかの「問いかけ」の意味や意図とコツで表すことができるように思えてきました．

「問いかけ」の意味や意図には，まず先ほどの「対等で安心な場を創る」というものがあります．この意味や意図をもつ「問いかけ」には，いわゆる「問い（質問）」だけではなく，「すごいですね！」などと感心や感動を伝え，温かく場を和ませるような「言葉かけ」も含まれると考えています．

その上に，次のような意味や意図をもつ「問いかけ」があるように思います．❶実践者と問い手の間で，どんな実践があったかについて共有する，❷気になる実践について，看護師の視点や判断，思いも含めて詳らかにしていく，❸すくい上げた実践の意味・意図・コツを伝えられる言葉を探し練り上げていく，の3つです．そして，❶～❸それぞれの「問いかけ」の意味や意図について，意識化/言語化に役立つ「問いかけ」のコツ（視点や問い方）を私たちのこれまでの経験から表せるように思いますので，以下に紹介していきます．

❶ 実践者と問い手の間で，どんな実践があったかについて共有するための「問いかけ」

　この「問いかけ」の意味や意図は，まず事例の概要について共通に理解することで，意識化/言語化を進める方向がずれないようにすること，とも言い表せるでしょう．多くは「問われ語り」の始まりのときに用いている問いかけですが，「問われ語り」が進んでからも，進む方向があいまいになってきたり，ずれてきたりしているのではと感じられたときには，この「問いかけ」が役に立ちます．

　この意味や意図をもつ「問いかけ」には，2つの「問いかけ」のコツ（視点や問い方）があるようです．1つ目は，"実践者自身の振り返りたいこと，気になっている事柄（問題意識）"を確認し，実践者と問い手が事例への関心を合わせるようにする「問いかけ」です．「問われ語り」で問い手となるメンバーは，事例を読むと，自分自身の関心が生じるところについて詳しく聞きたくなりがちですが，実践者の振り返りたいことや問題意識のほうに視点を合わせて問いかけていくことが大切と考えています．ワークシートの「① 事例を取り上げた理由」には実践者の問題意識が表されているので，そこに注目して問いかけてみるのもよいでしょう．

　図 3-1 に示した模擬事例のワークシートを例にとると，「終末期の患者や家族の本当の希望を引き出すことや，希望に沿って迅速に対応できた経過について振り返り」たいとあることから，希望を聞き出すことに関わっているところに注目し，「夫の面会時に『なるべく声を掛けようと話しかけるようにした』とありますが，そのときどんなことを思っていましたか？」と問いかけてみることなどが，それにあたります．

　2つ目は，どのような事例なのか，何が起こったのか，どのような変化があったのかを理解していくために，状況や事実について確認したり，さらなる語りを促したり，時系列の整理や確認をする「問いかけ」です．このとき，時系列を整理することだけが目的にならないように，時系列の整理をきっかけに意識化が進み，振り返ろうとしている実践の全体を捉えようと意識するとよいようです．実践者の語りは，記憶に強く残っている場面から始まることが多く，語られる順序や場面には意味があって大切です．それに加えて，その場面の少し前や，そこにつながる「一番初めの関わり」について問いかけてみることで，土台となっているような実践が新たに意識化されてくることも多くあります．

　当時の看護記録を参照することは，時系列の客観的な確認になることはもちろん，状況の詳細や実践をさらに掘り起こすきっかけとしても役立ちます．このようにして，実践者と問い手の見る方向を合わせ，「問われ語り」のメンバー全員で事例の全体像を理解していくことをお勧めします．

❷ 気になる実践について，看護師の視点や判断や思いも含めて詳らかにしていく「問いかけ」

　ここは，実践者自身にとっては「あたりまえ」で意識化されていないところを意識化/言語化していく，CMC の中心となる「問いかけ」になります．そのためには，

次の3つの「問いかけ」のコツ（視点や問い方）が役に立つようです．

　1つ目はワークシートの記述やそれまでの語りから見えてきた"変化点"の前にある実践や"鍵になりそう"と思われる実践，それについての実践者の発言などの点について，その背景や詳細を掘り起こしていく「問いかけ」です．ケアの受け手に好ましい変化が現れているとき，その前にはどんな実践があったのか，その実践についてなぜそのようにしたのか，どんなことを捉えどう判断したからなのか，そう判断した背景には何があったのかなどを聴いていくことは役に立つようです．また，実践者の記述や発言の中にある言葉の表現をきっかけに，その言葉で表したいことについて，もう少し語ってもらえるよう尋ねることが，隠れていた実践者ならではの視点や思いが表されるきっかけとなることもあります．

　この「問いかけ」においては，「なぜ」「どうして」という聞き方が，詰問や事情聴取の雰囲気にならないように，口調や思いのもち方に十分に気をつけましょう．

　2つ目は，大切と思われる場面について，その場面にいま再び居るかのように，場面全体について思い出してもらうよう促す「問いかけ」です．その場面の状況や具体的な言動，そのとき実践者にあった感覚や思いについても詳細に語ってもらうために，「その場面を動画のように思い浮かべて，シナリオのセリフやト書を書くように話してみていただけますか」などと声を掛けてみることもあります．1つ目の「問いかけ」では，ある点について深掘りしていきますが，2つ目の「問いかけ」では，ある場面について，メンバー全員が一緒に詳細に思い描いていくような感じです．それによって，実践者自身にとってはその状況からあたりまえに判断したことや，その場面では何気なく自然に行われた言動であるため語られなかったけれど，実は問い手にとっては驚くような秀逸な判断や実践をしていたことが，問い手側に見えてくることがあります．見えてきた実践について，「なぜそのようにしたのですか？」と尋ねても実践者がなかなか言語化できないときには，語られたことを，問い手がその場面の登場人物（看護師と患者や家族）になりきって声に出して演じてみせて，実践者も一緒にその場面を味わうようにすることで，実践者から「そのとき，こういうふうに思った」と意識化されたこともありました．

　3つ目に，問い手が感じたり推察したりしたことを伝えてみて問う「問いかけ」も用いています．それまでの語りやワークシートにある記述から，問い手が自分なりに感じ取ったり，自分の経験から考えたり推察したことをもとに，「それはもしかしたら，例えばこういうふうに思ったから，というようなことがありますか？」などと例を挙げて問いかけてみることで，「そうそう！」あるいは，「いや，そうではなくて……」というように意識化／言語化につながることが多くみられます．また，比較になるような場面・人・状況などを挙げてみることも有効なようです．例えば，「もし職場の新人さんだったら，同じ場面でどう反応しそうですか？」などと問いかけてみることで，実践者の中で自分以外の人の実践がイメージされ，自分の実践は誰でもが行うやり方ではないことに気がつき，どこがどのように違うのか，自分がそのように実践したのはなぜなのか，何を見ていたからか，など

と意識化が進むことも多くあるようです．他にも，「その実践の○○なところが，この患者さんにはこういう意味合いになって，この変化が生まれたのでは？」などと問い手が感じたり推察したりしたことを伝えてみることで，実践者がその場面について深く思いを馳せ，意識化/言語化が進むこともありました．先に述べた（➡42頁）ように，「諸経験の交叉点」でそれらの絡み合いによって意味が現れてくる，ということが起こっていると思われます．

このたとえや比較になるもの，問い手が感じたことを挙げて伝える「問いかけ」は効果的ですが，問い手からの決めつけや誘導にならないように十分に留意しましょう．口調と思いは控えめに，あくまでも意識化のきっかけづくりのためにそっと挙げてみる，という姿勢が非常に大切と考えています（COLUMN「よい『問い手』になるために」を参照➡50頁）．

❷の意味や意図をもつ「問いかけ」をしながらも，必要があれば❶の「問いかけ」を用いて実践者の気がかりや，時系列などについて確認することは多く，❶と❷の意味や意図をもつ「問いかけ」は，段階的ではなく常に流動的と考えるとよいでしょう．

❸ 実践の意味・意図・コツを伝えられる言葉を探し洗練していく「問いかけ」

❶と❷の意味と意図での「問われ語り」を通して，実践者とともに（シャドーイングのように）その場に居るかのように，問い手もそこにあった実践を十分に味わうことができ，メンバー全員で，そこにあった実践の特徴やエッセンスがつかめてきたと感じられたら，それらをまとめて含み豊かに表せるようなキャッチコピーについて語り合ってみましょう．続いて，そのキャッチコピーを手がかりとして念頭に置きながら，その実践の中で，患者や家族の好ましい変化につながったと考えられる実践は何かという観点で，ワークシートに描き出された実践を分析し，その実践の意味・意図・コツを，「問われ語り」をしてきたメンバー以外にも伝えられる言葉にしていくよう考え始めましょう．実践の意図を「大見出し」，実践のコツを「小見出し」にしていくことも始まります．この言葉創りの進め方については次の4章で詳しく説明しますが，ここでは先に，私たちがそのときに用いている「問いかけ」のコツについて紹介します．

言葉創りのときには，次のような3つの「問いかけ」を使うとよさそうです．まず1つ目は，実践者自身が表現した言葉をもとに，その表現で表そうとしている実践の詳細を聞く「問いかけ」です．キャッチコピーにしても「大見出し」「小見出し」にしても，皆が「これだ！」と思えるようなよい表現はなかなか創れるものではありません．実践者自身が創ったキャッチコピーや「大見出し」「小見出し」が，「それではうまく表せていない」と感じられることはよくあります．しかしどんな表現であっても，実践者がその言葉をつけてみたということは，何かその言葉で表現できそうと思うような感覚があると考えて，否定せずにいったんポジティブに受け止めましょう．そして，実践者がその言葉で表したいと思った実践について，さらに詳細や背景を尋ねてみます．そうすると，それまで語られていなかっ

た実践の細部がさらに詳らかになってきて，それに合う表現を見つけやすくなることが多いです．

　2つ目は，この事例ならではのよいところ（その実践の意味・意図・コツ）について，まだ十分に表現されていない点について語り合う「問いかけ」です．「（これまでに出ている表現では）この実践ならではのこういうよいところ（実践の意味・意図・コツ）が，まだ十分表せていないのが残念」と問い手から提案し，語り合いをしていきましょう．このときには，「問われ語り」を通して厚くなったワークシートの記述に戻りながら考えることを心がけるようにしています．ワークシートの言葉に戻らないまま表現を練ろうとすると，言葉から言葉へと「言葉遊び」のように発想が広がってしまい，そこにあった実践から離れた表現になってしまうことが多いためです．

　続いて3つ目は，よりぴったりと伝わる表現になるように案を出し合い磨いていこうと「語り合い」を進める「問いかけ」です．ここまでの間にメンバー全員で間主観的に共有し，表したいと思っている事柄（実践の意味・意図・コツ）を確認し合いながら，表現の例を思いつくままに出し合い，語り合っていきます．このとき，「職場の2〜3年生がこの『大見出し』『小見出し』を見て動けるかな？」と考えてみることが，それぞれの中で具体的なイメージにつながり，表現の発想と洗練に役立つようです．

　なかなかよい言葉が思いつかないときには，実践の意味・意図・コツがまだ十分詳らかになっていない場合が多いです．そのようなときには，意識化に役立った❷や❶の意味や意図をもつ「問いかけ」に戻って，さらに意識化/言語化を進めることが役立ちます．表現した言葉を，「問われ語り」のメンバーに入っていない人にも見てもらい，伝えたいことが伝わるかを確認してみるのもよいでしょう．　❶〜❸の「問われ語り」を行きつ戻りつして用いながら，実践者自身にとっても問い手にとってもしっくり感じられる言葉を探す過程を楽しみましょう．

研究方法としての「問われ語り」で留意すること

▶ ワークシートの透明性を担保する

　「問われ語り」を通してバージョンアップしていくワークシートの記述がCMCのデータになります．一般的な研究では，データ収集を終えてから分析に進みますが，CMCでは「問われ語り」によって意識化/言語化されたことをその都度ワークシートに加筆し，そのすべてをデータとして分析を行います．

　先に引用したメルロ＝ポンティの，現象の意味は「私」の経験と「他者」の経験との交叉点に生じるという説をもとに，「問われ語り」によって，そのときの実践者の感情や判断，実践の背景まで描き出されてこそ，読者が了解でき，活用できるようになると考えているからです．そのため，CMCにおける「データ収集」は，「問

われ語り」による継続的な加筆によって記述が厚くなっていくことが，方法の中核となります．

しかし，データが継続的に更新されることに対し，研究方法として不安を抱かれるケースがあるため，次のような方法が対策として考えられます．

❶ 加筆の経緯をたどれるように記述する

「問われ語り」によってデータとなるワークシートの記述が充実していくことがCMC のキモです．いつ追記されたデータかを後からたどれるようにすることが大切だと前にも述べましたが，このことは，データとしての透明性を確保するという意味ももっています．加筆部分は「色を変える」「下線を引く」などで区別することに加えて，加筆された順番や日付もわかるように記しておきましょう．

❷ 実践したときの思考と，「問われ語り」を通して得た思考とを分けて記述する

「問われ語り」の中では，「実践したそのとき，そこにあった思考」（「以前に得た○○の経験が，その実践のときに思い出されたので，△△をした」など）と，「『問われ語り』を行っている今の時点で得た思考」（「今思うと，以前に得た○○の経験が影響して，△△をしたのではないかと思う」など）という違いが生じます．これをワークシート上で見分けられるよう，括弧を使い分けるなどの工夫を施しておきましょう．

▶「リコールバイアス」の問題への対応

また，「実践者自身が思い出して語ったものは，本当のことといえるのか」「研究のデータとして信頼できるのか」という，いわゆる「リコールバイアス」が気になる場合もあると思います．そのため，大まかな前後関係や生じた事実などを最低限間違えないように，カルテなどの記録物を読み直したり，同僚に確認したりしましょう．

CMC は実践者の経験に内側から光を当てて，これまで言葉になってこなかった「実践知」を見出すことが目的なので，実践により得た経験のデータを詳細に提供できるのは，実践者本人以外にはいません．同時に，当事者であるがゆえに，実践者自身が意識化/言語化できない部分もあるため，「問われ語り」という問い手との協働作業を研究方法として取り入れました．これによりさらなる意識化/言語化を図った結果，実践のコアとなる「ケアの意味」を見出すことができるという手応えが得られたため，私たちはこのようなワークシートの記述が，研究データになりうると考えました．加えて，前項でも述べたような工夫により，データをより確かなものにすることを，現在もめざしています．

方法の「型」ではなく，「そこにあった実践」を可視化するという目的を大事にする

以上のように，私たちの経験から，「問われ語り」によって「ワークシート」の記

3章　意識化/言語化—ワークシートの記述と「問われ語り」　49

述を充実させる方法を述べてきました．しかしここで大切なのは，研究方法として「問われ語り」の「型」を守ることではなく，「そこにあった実践」の可視化と掘り起こしが可能になるように「問われ語り」が進んでいくということです．

　解釈学者のH-G.ガダマーによれば，対話が弾み自然に進んでいるときは，参加者が能動的に対話を進めているというよりも，むしろ参加者自身が動かされるように対話の中に巻き込まれ，言葉が自然に生まれてくるとされています(ガダマー，2012[1975]，p.679)．

　「問われ語り」がうまくいけば，言葉になっていなかった実践が言葉になります．私たちが示した方法にこだわらず，それぞれの事例に合わせて，「問われ語り」そのものがスムーズに進んでいくことを念頭に置き，語り合う場の自由さと適度な"ゆるさ"を大切にしていただきたいということを，最後にお伝えしておきたいと思います．

　では，次章の分析に進みましょう．

COLUMN:

よい「問い手」になるために

●決めつけずに，肯定的に問う姿勢で

　ワークシートに書くため事例を思い出す際に，既存の理論や用語などが思い出されたら，それをいったん棚上げし，「経験そのもの」に目を向けて言葉にすることの大切さを述べました．

　これは「問われ語り」の段階で問い手の立場になる場合でも同じです．実践者の語りを聴きながら既存の理論や一般論が思い浮かび，「○○のセオリーを外れているのでは？」と，その実践をよくないものとして否定したくなる気持ちに駆られることがあるかもしれません．そのようなときは，その思いをいったん棚上げすることをお勧めします．

　一見「○○の話」とみえて，実はその実践は既存のセオリーでは対応が難しい"何らかの状況"があり，その瞬間の「その状況に応じて」，何とか「生み出され」た「新しい対応や考え方(技やコツ)」を内包している可能性があると考えられるからです．

　実践の場で困るのは，「いつもの方法」が通じないときだと思います．そのときに，たとえささやかなことでも「何とかできる方法」があったら，知りたくなりませんか？　CMCが探求したいと思っているのは，そのような新しい方法として共有できる「実践の知」です．

　私たちは，もし「○○の話ではないか？」と思えたときには，「○○ではなく(あるいは，○○であったとしても)，そのように実践したからには，きっとまだ語られていない何かがあったのでは？」と考えて，「問いかけ」を工夫してみるようにしています．

　「すべてよい」実践はなくても，そのとき一所懸命に行われた実践は「すべてが

悪い」ものではなく，そこにはきっと何らかのよい実践やよい意図が埋もれている，と私たちは考えています．そして実際にそうであったという経験も，私たちは数多くしています．

●誘導や押しつけが生じないように

「問われ語り」の ❷ の意味や意図の項（➡45～47頁）で，問い手自身の経験から感じたことや推察したことを例に挙げて尋ねてみるという「問いかけ」のコツを紹介しました．その際には，実践者が「そう言われるとそうかも……」と引きずられ，実践者自身の感覚とずれが生じてしまうことを避けるため，誘導や押しつけにならないように十分留意して問いかけることをお勧めしました．

このとき，実践者の側もそうした問いかけに流されないように気をつけてもらえたらと思います．自分の感覚をクリアにし，ささいなことでも違和感を残さないよう，自分の感覚に正直に，ぴったりの言葉を探す努力を続けましょう．

「どこまでも，そこにあった実践から離れない」ことの大切さを，私たちはいつも心がけながら「問われ語り」を行っています．

文献

・ベナー，P.，ルーベル，J. 著，難波卓志訳（1999）．現象学的人間論と看護．医学書院，p.49.〔原著 Benner, P. & Wrubel, J.(1989). *The Primacy of Caring : Stress and Coping in Health and Illness*. Pearson.〕
・ガダマー，H-G. 著，轡田収，三浦國泰，巻田悦郎訳（2012）．真理と方法Ⅲ―哲学的解釈学の要綱．法政大学出版局，p.679.〔原著 Gadamer, H-G.(1975). *Wahrheit und Methode : Grundzüge einer philosophischen Hermeneutik*. Mohr Tübingen.〕
・竹内修身（2014）．間身体性．木田元，野家啓一，村田純一，鷲田清一編．縮刷版現象学事典．弘文堂，p.79.
・松葉祥一，西村ユミ編（2014）．現象学的看護研究―理論と分析の実際．医学書院，p182.
・メルロ＝ポンティ，M. 著，竹内芳郎，小木貞孝訳（1967）．知覚の現象学 1．みすず書房，p.23, 302.〔原著 Merleau-Ponty, M.(1945). *Phénoménologie de la Perception*. Gallimard.〕
・メジロー，J. 著，金澤睦，三輪建二監訳（2012）．おとなの学びと変容―変容的学習とは何か．鳳書房．〔原著 Mezirow, J.(1991). *Transformative Dimensions of Adult Learning*. Jossey-Bass.〕
・西村ユミ（2016a）．看護実践の語り―言葉にならない営みを言葉にする．新曜社，p.iii.
・西村ユミ（2016b）．「そうではなくて」という思考のスタイル―現象学と看護研究の関係を捉え直す，看護研究，49(4)，324-335.
・佐藤美雪，野口麻衣子，阿部智子，德江幸代，山本則子（2018）．家族主導で在宅看取りの意思決定が進む中で訪問看護師が行った看取りまでの看護実践―慢性呼吸不全高齢者の在宅看取り事例を通して．日本在宅看護学会誌，7(1)：225-234.
・山本則子，角川由香，野口麻衣子，柄澤清美，家高洋，雨宮有子，吉田滋子，望月由紀，仁昌寺貴子，山花令子．ケアの意味を見つめる事例研究～卓越したケアの伝播/継承を可能にする事例研究方法の開発～．VENUS CS(Case Study)―ケア効果の可視化プロジェクト．https://plaza.umin.ac.jp/~ltcq/projects/projects-cs/

（吉田滋子）

4章

メタファー化

―キャッチコピー創りから「見出し」創り，「表」創りを経て学会発表へ

本章では，実践を分析するステップを説明します．キャッチコピーをつける，「大見出し」「小見出し」を考える，そして表を用いて整理する，という順に（時には行きつ戻りつしながら）進む方法とメタファーを積極的に利用するねらいを含みます．3章で説明したワークシートによる実践の把握を踏まえ，その意味を見つめて言語化するステップになります．

　そして，表が完成したら学術集会の発表まであと一歩ですので，その準備についてもお伝えします．

「ケアの意味を見つめる」ことに「メタファー」を利用する

「問われ語り」を重ねていくうちに，研究チーム内で「そこにどんな実践があったか」について共有できてきた感覚が生じてくるのですが，そこに至る「問われ語り」に，メタファーが多く使われていることに気づきました．例えば，「そのとき，家族の視線が自分に刺さった感じで痛かった」と語られた際の「視線」も「刺さった」も「痛かった」もメタファーです（見る方向に「線」などないですし，「刺さる」もたとえですし，「痛み」も痛点の刺激ではありません）．そして，これが「家族が自分のほうを見てきて緊張した」という事象を超える迫真性で実践の経験を伝え，チーム内における事例の共通理解に役立っていました．そのことから，実践者のケア経験を他者に伝えようとする際にメタファーは有用であると考えました．

「ケアの意味を見つめる事例研究」（以下，CMC）の特徴の1つは，1章の「共有可能な実践知を生むための事例研究のポイント」の4（➡12頁）でも述べたように，メタファーを積極的に利用することです．メタファーは，研究過程全般を通して，そこにあった実践を語り合う創造的言語活動の中で用いられます．

▶ 改めて「メタファー」とは

メタファーについて，瀬戸は以下のように説明しています．「メタファーは比喩を代表する．飾りではなく，ことばの根っこ」（瀬戸，2017，p.7），「メタファーは，私たちの身体的知覚を通して，意味を培う．《人間的意味の形成の問題》を追求しようとするとは，ことばの根を，土ごと掘り起こし，その生きた姿を，つぶさに観察しようとする努力にほかならない」（瀬戸，1995，p.38）．これを知って，ケアの実際を説明することや，ケアの意味を見つめ・表すことにメタファーがふさわしく必須であると感じてきたのは，「メタファーの力」と身体的感覚を伴い人と人との主観的経験の交錯の中で成立する「ケアの特徴」との相性のよさによるものだったと合点がいきました．

メタファーは，抽象的でわかりにくいことを伝えるために，本来的に使われる語を，類似性に基づき具体的でわかりやすい対象に見立てるレトリック[*1]の1つでもあります（瀬戸，1995，p.204；アリストテレス，2019，p.158）．レトリックというと，特殊な技術を用いた表現法のように思われるかもしれませんが，例えば，電池が「電気をためておく池」というメタファーを用いた名詞であったり，慰安をもたらす場所を「オアシス」と表現して誰にでも伝わるように，日常使う言葉にもメタファーは潜在しています．

[*1] レトリックとは，巧みな表現をする技法，または修辞学．（岩波国語辞典，第7版，p.1592，2011）

人の認知は，類似性を迅速に柔軟に発見するメカニズムをもつので，類似性を活用することで，説明したい対象を既知の対象に基づいて理解してもらえる効果をもちます．つまり，伝達された側は，未知の事柄を既有の知識に基づいて解釈できるようになります．わかりやすいたとえ（メタファー）が学習の補助として有用なのはそのためです．しかも，メタファーは，いろいろな事象・様々な性質を一気に取り合わせつつ含みをもって，その言葉で「伝えたい諸々」を表せてしまう力があります．例えば，「君は僕の太陽だ」の「太陽」からは，「温かさ」「明るさ」「大切さ」「唯一無二性」などが感じ取れるのではないでしょうか．このように，メタファーは「わかり方」の共有に役に立つものだといえます．

　CMCでメタファーを活用するのは，単に抽象化してしまったらそぎ落とされてしまいかねない事例がもつ複雑性や魅力を，感覚的につかまえたいからです．それが，そこで展開されたケア実践の機微や意味を詳らかにすることを助けてくれると考えています．

▶「意味」を見つめてメタファーで表す

　研究対象である「事例がもつ世界」を見つめて，そこに関心・感動を覚え，その正体は何なのかを説明しようと試みるときに，長文を用いて語り尽くそうとすると，むしろ語りたい本質から離れていくとか，ありきたりな説明になってしまうとか，相手の関心が意図と異なるところに向いてしまい伝わらなさに困惑するという場合がままあります．それは説明が，伝えたい塊の中心ではなく周辺に散らばってしまっているからだと思われます．その際，大切な人を太陽でたとえたように，「○○のよう」と○○に見立てて説明したほうが感覚的に伝わりやすいです．その見立ての発見においては，伝えたいことと○○を双方の類似性で結びつけ，自分の理解は，この「見立て」によって説明できるという決断が行われています．つまり，事例がもつ素晴らしさをメタファーに転じさせる際に意味を発見し，意味を発見しているからメタファーで表すことができているわけです．このように，メタファーを使うことと，ケアの意味の核をつかもうとする思考はリンクしています．

　私たちは，他の質的研究でしばしば行うように，単に「実践行為」を分類して名前をつけていくだけでは，高度に統合化された看護実践の「意味」には到達できないと考えています．その事例で展開された実践の本質を理解し表現するために，私たちはメタファーを用いた「発見的推論（abduction）」の可能性と重要性に着目し，発想を喚起する方法としてメタファーを積極的に用いています．

実践の意味を見つめキャッチコピーで表してみる

　研究対象の事例について「問われ語り」を重ねていくと，そのたびにワークシートへの追記は可能で，次の段階に進むタイミングに迷うかもしれません．しかし，先に進んでからもワークシートへの追記はできます．実践者と共同研究者双方が，事例の実践についてほぼ"その場に居合わせるかのように"理解できたと思えたら，それぞれがその事例をどう理解したか自分の受け止め方に感覚を研ぎ澄ませ，キャッチコピーをつけてみましょう．

▶「原初的沈黙」から「キャッチコピー」を生み出す

　キャッチコピーとは，商品や作品の広告などの告知や宣伝に用いられ，謳い文句や煽り文句となる文章です．消費者にアクションを起こしてもらうために，一瞬で興味を惹くフックの効いたキャッチコピーが工夫されます．私たちは普段，消費者として，広告されているものが自身に関係あるものか，興味が湧くものなのかを感覚的に見極めますが，それは，キャッチコピーが醸し出すものと理屈を超えて響き合うことによると思われます．

　CMCにおいて，なぜキャッチコピーが必要か疑問をもたれることも多いですが，私たちは，このプロセスを「なくてはならないもの」と考えています．なぜなら，キャッチコピー創りは，メタファー化の1つだからです．ケアの意味を見つめるとは，1つひとつの行為がどうであるかを細分化して分析するのではなく，事例の全体性の把握に基づき，この事例のそれぞれの実践はどういうスタイルで何をなしたのかというコアをつかむことです．その事例の実践の意味を探索し，表現し，それを他者と交流しながら「理解」に進むための「創造的言語活動」(佐野，2019，p.184)に取り組む構えで，頭を柔らかくしてキャッチコピー創りにチャレンジしましょう．

　臨床現場では，日々，状況に応じて工夫された実践が創出されていますが，通常，それは説明されることも命名されることもないまま時間とともに過ぎ去っていきます．その経験に注目し共有するためには，メルロ＝ポンティが「原初的沈黙」(メルロ＝ポンティ，1982，p.305)と呼ぶ，経験はされているけれど名もない未分化な領域(知覚世界)について，ふさわしい言葉で説明する必要があります．

　ふさわしい言葉・表現の探求には，既成の言葉をあてはめない決意が必要です．現場で起こっていることは，常にオリジナルであり，研究はそれを後ろから追いかけているからです．既成の言葉を避けて経験そのものを表現しようとすると，事例を経験した，またはそれを受け止めた自分の中に残っている感覚やイメージに集中することになります．そして，それを共有するために，他者の心に響き，意味が伝わりそうな言葉を生み出す試行錯誤が始まります．試行錯誤ですから，最初からよい表現が見つかることはまれです．それでも，提案された言葉を受け止

セミナーの教材である模擬事例(**図4-2**)から導かれたキャッチコピーを以下に記しました.
　「雑談を仕掛ける」は，それを導いた場面が特定できそうですが，「風通しの良いコミュニケーション」は全体から導いているように受け取れます.キャッチコピーは自由な発想のもと，様々な視点と視野に基づいて創られるので，各人の個性によって多様です.
　一方，「潤滑剤」「つなぐ」「架け橋」「取り持つ」は，つなぐというニュアンスが共通していますし，「扉をたたく」「カーテンを開ける」「風通し」「Open the heart」は，開放のイメージが共通していて，これらを起点に対話を始めることができそうです.
　また，「優しいウツボ」とのキャッチコピーは，提案者の説明によれば，何でもござれで飲み込む包含性，タイミングを逃さずガブッと噛みつきじっくり消化する捕食能力をもち，でも獰猛ではなく優しい実践なので，このようにつけたとのこと.万人に伝わるかはわかりませんが，メタファー(比喩)を用いたキャッチコピーだといえます.

雑談を仕掛ける	家族の底力の扉を開く	娘と母親の絆の架け橋
家族の潤滑剤	風通しの良いコミュニケーション	フルムーンプランナー
さりげない道案内	Open the heart 本当の思いを	スライムナース
心のカーテンを開ける	家族の時間を取り持つ	家族の応援団
つなぐ	楽しい母との時間大作戦	優しいウツボ

図4-1　キャッチコピーの例

めたメンバーは，その言葉が醸し出すものを感じ取り響き合いながら，「こういう意味?」「こんな感じ?」「これとは違うの?」と確かめる問いかけをしてくれるでしょう.そして，それに対応しながら，徐々に表現したいことが明確になり，言葉が精錬されていきます.
　そんな創造的発話がコピーライターでもない自分にできるだろうか，と思われそうですが，「語り合い」の中で，目の前のメンバーに何とか伝えたい思いに後押しされてふと出た言葉が素敵なキャッチコピーに育っていくことも多く，「案ずるより産むが易し」と思ってよいです.「キャッチコピーを創るぞ」と意気込むより，事例を味わって語り合うことを楽しむのがコツかもしれません.「印象的だったのはこの実践」「こういう場面でこの対応ができたのってすごい」「全体的にこんな感じなのが素敵」など，自分の心に響いたことを思い浮かべ，そこにフレーズをつけて発表してみようという一種のゲーム感覚で語り合ってみるのもよいでしょう.
　図4-1に，キャッチコピー創りの例を示しました.このキャッチコピーは，私たちが行っているCMCのセミナーで用いた教材の模擬事例をもとにしています.模擬事例のワークシートを**図4-2**に示していますので，ここからどのようにキャッチコピーが導かれているか，ぜひ参考にしてみてください.

▶ キャッチコピー創りで語り合うこと

　キャッチコピー創りでは，生み出された言葉・表現も大事ですが，それを生み

4章　メタファー化―キャッチコピー創りから「見出し」創り，「表」創りを経て学会発表へ　　57

模擬事例研究ワークシート 事例　Aさん　70歳代（女性）	
どうしてこの事例を紹介しようと思ったか：	**事例の概要：**
・誤嚥性肺炎を繰り返し当院と介護老人保健施設（老健）の入退院を繰り返していた事例．夫は介護を強く拒否し，娘は仕事で不在が多いため老健に入っていたが，終末期になり，娘は仕事で介護できずにいたことに疑問を感じ，仕事を休む決断をした．在宅介護を決定した2日後に退院し，その後2週間を家族とともに自宅で過ごすことができた． ・終末期の患者や家族の本当の希望を引き出すことや，希望に沿って迅速に対応できた経過について振り返り，終末期の患者の今後の支援に生かしたい．	・70歳代女性．10年前に胃がん（胃全摘），5年前に境界型糖尿病． ・患者は5年前から老健に入所していた．夫（70歳代）は娘（30歳代）と2人暮らし，夫は，元来家事は一切できず，患者の介護はしていない．娘は会社員で不在が多く，1か月後に結婚が予定されている． ・経過：胃全摘後，誤嚥性肺炎を繰り返し血糖の管理もあって当院と老健を往復していた．今回の入院は，2週間前に発熱，酸素飽和度の低下がみられ，誤嚥性肺炎の治療のため入院．腎臓や肝臓の臓器不全が進んでおり，終末期．入院後，母親が終末期であることを目の当たりにした娘が「最後は家で一緒に過ごしたい」という希望を表出した．娘の決断後の2日で退院し，在宅で2週間過ごし永眠した．

	前期：家族を知ろうとした	中期：娘とケアを共にしながら今後の方向性を探った	後期：在宅療養実現へ向けて援助
実践と反応	・酸素2L/分カヌラで吸入しSpO$_2$：98％であった．体温38℃台，ポータブルトイレへの移動のみ介助で可能．足背の浮腫が著明で転倒リスクが高い．主治医からの患者家族への説明は，「誤嚥性肺炎を起こしている．肝臓や腎臓といった臓器の能力も落ちてきている．抗生剤の投与と絶食をして肺炎を改善させる」というものであった． ・具合が悪い時には入院，改善したら老健…というのが既定路線なのは知っていたけど，いよいよ終末期となった今，いつもと同じで本当にいいのか…と気になり，看護師が夫や娘に今後について尋ねてみた．夫：「自分も糖尿病があるんだ．自分のことで精一杯で（妻の介護は）できない」「本人を家に連れて行くのは無理」，娘：「仕事は休めないし…」と話した．患者は「病院が気楽」と話した． ・SBT/ABPC抗生剤を6g朝夕末梢から投与．3日目ぐらいから徐々に解熱し，会話が増えてきた．まずは誤嚥性肺炎を改善させ患者さんの苦痛を緩和したいと思った．自宅に帰るという選択肢は本人と家族にはないため，肺炎が改善すれば，また老健に転院する予定になっている．いずれにしても良い時間を過ごしてもらう方法を考えたいと思った． ・夫は来院しても無言で座っていることが多いので，せっかくの面会時間が楽しい時間にできたらいいなと思って，なるべく声掛けをしようと話しかけるようにした．話しかけると色々話はしてくれた． ・夫と妻の話を促すために間に入って以前の生活について伺った． ・お弁当を作って家族でハイキングに行った思い出など，「お金のかからないレジャーだったから」と，患者と夫ともに笑顔で話してくれた．	・医師：「誤嚥性肺炎は改善．肝臓や腎臓の能力が落ちている．本人の希望で食事を始めた．予後は，月単位ではなく週単位」と説明．→夫と娘：「見た目より悪いですね」と驚くが話は理解． ・娘は「父と2人で自宅に居ながらお母さんの介護ができずにいて，何かを工夫したらできたのかもしれないけれど逃げていたのかもしれない」と話した． ・腎機能の低下から老健への転院も難しい状況になりつつあるため，MSWなども交えて今後について検討を進める準備をした． ・娘は夕食時に面会に来ることがあり，患者が好む差し入れもしてくれていた．娘は，介助を拒否しているのではなく，何をしていいのかわからないのかも．本当はどうしたいかを考えるようになっているように感じた． ・家族に，帰宅を押し付けるのではなく，自宅に患者を連れて帰ることが選択肢になる支援を考えたい．その時に患者・家族の発言も変わるかもしれないと思った． ・食事の介助は，ベッドアップを90度にし，腰枕を入れ姿勢を整え，飲み込みを確認しながら行った．家族がいるときには，ベッドアップを90度にしている理由や腰枕を入れて姿勢が崩れない方法行動など，行っていることの理由を説明しながら介助をした． ・娘は，仕事帰りに毎日来院していた．面会を続ける娘に日中の母親の状況を伝えると安心した表情を浮かべた． ・来院時に患者支援を行う際には，娘に声をかけて一緒に行った．娘に，一緒に介助をするように声をかけると患者も娘も嬉しそうな表情を見せた．	・娘「家に帰るにあたり必要なことを教えてくれたらできる気がする」．自宅に帰るにあたり必要なことや予測される経過を伝えて，娘と夫の気持ちを確認した． ・患者は，娘からの「一緒に帰ろう．私にもできそう」という申し出を素直に喜んでいた．患者に退院に際して不安なことについて確認すると「娘が看護師さんがやってくれたことを覚えてくれたし，訪問看護師さんや先生も来てくれるから，大丈夫．みんなに申し訳ないと思うけれど，うれしい」という言葉が聞かれた． ・夫は迷いがあるようであったが「娘が頑張りたいというから俺も一緒にやる」と意向を示した． ・酸素投与，終末期をキーワードに地域医療連携室と一緒に自宅近くの訪問看護ステーションを探索した．訪問看護師と必要な準備について確認し進めた．

（つづく）

図4-2　図4-1のキャッチコピーのもととなる事例教材の模擬事例ワークシート

	前期：家族を知ろうとした	中期：娘とケアを共にしながら今後の方向性を探った	後期：在宅療養実現へ向けて援助
実践と反応	・家族の退出時には「また続きをきかせてください」と添え，次も話の時間を持てるように言葉を付け加えた． ・患者は，日夜を問わず外を見ていることが多くて，「窓の外が見たい．気分転換になる」「カーテンを開けておいて欲しい」と希望してきた． ・理由を確認すると，自然の中で育ったこと，空をみたり，木々の変化を感じるのが好き，ハイキングを思い出したりね…と話された． ・そのため，医療者間で，患者が'カーテンを開けて過ごす'を希望していることを共有し，看護計画にも盛り込み共通の支援とした． ・雑談の中から家や家族に対する考えを確認することで，患者が安らげる時間を持てる支援について考えるようにした． ・夫は毎日面会に訪れたが，2時間で帰宅．犬を飼っており散歩や世話があるとのこと．「犬は娘の希望で飼い始めたけど，結局夫婦で犬の散歩に行くことになって．でもおかげで夫婦の会話は増えた」と楽しそうに話した． ・娘の結婚については，「とてもうれしい．結婚式には出られないだろう．寂しいが仕方がない．でも夫になる人はとても良い人で安心している」と涙ながらに語った． ・患者と夫，娘の関係は，これまで変わらず良好であり，患者にとって家族との時間の共有がとても重要な安らぎであろうと思い，引き続き声掛けをするようにした． ・夫や娘とのより多くの時間が持てるために，夫や娘に次回はいつ来るかといった声かけや患者が面会に来る事を喜んでいることを伝えた．	・娘さんに義務としてプレッシャーにならないよう，ケアをすべて抱え込む必要がないことを繰り返し伝えた． ・娘に「寒いけれど体調を崩していない？」「面会に来てくれていることをお母さんはとても嬉しそうに話していましたよ」「差し入れ美味しそうですね」といった声かけをした． ・娘は母親の介助をしながら「看護師さんによくしてもらってありがたいね．私も何かできたらいいんだけど…」と言葉にすることがあった． ・娘が介護ができなかったという後悔をしなくて済むように，食べ物や飲み物，マウスウォッシュなどの様々な娘からの提案は可能な限り取り入れるようにした． ・娘から「医療者に話がある」と電話．「仕事を休職することにした．結婚する前に母と一緒に過ごしたいと思っています」．夫：「今も難しいと思っているけれど，娘が言うから」．娘は，父親の言葉を制するように「お父さん，大丈夫だから」と言った． ・患者は言葉を詰まらせながら「病院は気楽でいいけれど，帰れるなら帰りたい．家族の生活を変えたいとは思わなかったけど，帰れることはうれしい」．患者の表情はこれまでにない明るい表情に変化した． ・娘は考えを言葉にしたことで，自身の考えを整理できたのかもしれない．患者が今必要なことについて私と一緒に考えることで，娘は自信を持てたのかもしれない．それらが「私にも母に何かできる」という考えにつながったのかもしれない．	・娘には，病院でのケアについて書面で図示した．訪問看護師はすぐに退院前訪問（自宅）をして，必要な補助具や退院時の搬送方法について情報をくれた． ・退院3日後，自宅と訪問看護ステーションに連絡をして，現状を確認した．夫も訪問看護師の指導のもとに点滴の接続をしていた． ・退院1週間後，現状確認・夜間のサービス活用について提案し，訪問看護師と患者，家族で利用について話をしてくれることとなった． ・退院2週間後，訪問看護師から患者が永眠されたこと，家族に看取られた穏やかな最期であったことの連絡があった． ・永眠2週間後，訪問看護ステーションに連絡．訪問看護師が家族のその後の経過を確認していた．

図 4-2 （つづき）

出そうとするコミュニケーションプロセスこそが重要です．なぜなら，キャッチコピーは，研究チームが事例研究によって何を明らかにしようとするかについて，羅針盤の役割を果たすものだからです．できあがったキャッチコピーは，それまでの対話結果の象徴であり，そのキャッチコピーに込められた意味（＝「その心は」）を感覚としてチームで共有できていることに意義があります．

　そのためには，キャッチコピー創りにおいて，単に言葉を列挙するのではなく，各々が何を捉えてそのように命名したのかという物語を語り合う必要があります．どこにキャッチコピーをつけるかについては，事例全体に対してでも，特徴的場面に対してでも，自分が惹かれたところに自由につけて構いません．検討過程では，同じ場面に異なるキャッチコピーがつくことも，逆に，異なる場面に類似し

たキャッチコピーがつくこともあるでしょうが,「どういうこと,それって?」と問われたら説明します.紆余曲折の「語り合い」を経て,メンバー間で「確かにわかる!」「ピッタリくる」となったら,共有可能な言葉を得たことになります.

そのような語り合いは,多方向から事例の実践を把握することを助け,最初は平面的で様々な場面の単なる集まりのように感じられていた事例が,まとまりのある立体感のある事例に捉え直されてきます.そのようなキャッチコピー創りの対話を可能とするためには,実践の背景にある「なぜ(理由)」や「意図」にも着目しながら,その事例の中に飛び込んでいくのがコツです.

▶ キャッチコピーがもたらすもの

キャッチコピーは,その有用性として実践の特徴が浮かび上がってくること,作成過程で既成の枠組みから解放されて対話する経験が頭の体操になること,そして,「ケアの意味」の萌芽を見出すことが挙げられます.

まず,実践の特徴が浮かび上がるというのは,それを意図してキャッチコピーを創るので当然なのですが,キャッチコピーは端的でキャッチーであることをねらうので,「シンボル」の役割を果たし,メンバーの意識をそこに集中させて検討することを助けます.

次に,頭の体操になるとは,キャッチコピー創りは,既成の言葉をあてはめないという決意によって枠に頼る思考を制御し,まっさらな新雪の上を一歩一歩踏みしめながら進むようなドキドキとワクワクを味方につけて,自らの感覚と思考を連結させることを要求するからです.それは,漠然と捉えていたことの見つめ直しであり,新たな見方の発見であったり,意図しないブレイクスルーを生み出したりしますが,この感覚と思考を行き来する経験が,その後に柔らかい頭で対話(分析)を進めるための下地になります.

そして,「ケアの意味」の萌芽を見出せるのは,キャッチコピーの創作が,実践の「なぜ(理由)」や「意図」に着目するために,その実践からもたらされた成果の本質や意味を説明することへの挑戦にもなっているからです.質的研究において丹念にコーディングを行う姿勢とは異なり,自由に発想する(ジャンプする)ことが,一事例から言葉を生み出すうえでとても重要です.

このキャッチコピーの発想方法は,米国の哲学者である C. パースのいう,「演繹的推論(deduction)」「帰納的推論(induction)」に次ぐ第三の推論,すなわち「発見的推論(abduction)」の過程に関連すると思われます.「発見的推論(abduction)」とは,ある意外な事実や変則性の観察から出発して,その事実や変則性がなぜ起こったかについて説明を与える説明仮説(explanatory hypothesis)を形成する思惟または推論であり,観察された結果や既知の規則から仮説を生み出すものです(米盛,2007, pp.1-13).そのため,既成の概念にあてはめるのではなく,拡張的(発見的)な機能をもつ推論とされています.

キャッチコピーは，事例の帰結を踏まえて実践のきらめきを表現します．また，実践の背景にある「なぜ(理由)」や「意図」にも着目しながら，その事例の中に飛び込んで創られた場合は，その帰結を導くまでの実践の道筋をも含んだものになっている可能性があります．よって，それをつかまえた感覚をベースにすることでその事例固有のケアの意味の追究が進みやすくなります．

▶ キャッチコピーを生み出す原動力と環境

キャッチコピー創りは，慣れない思考で戸惑いながらの取り組みになると思います．「習うより慣れよ」のスタンスで，その事例で繰り広げられた実践世界に没頭し，その世界を味わい，自分の言葉で表現をめざすのがよいと思います．その原動力は，事例から与えられた"プチ感動"です．「これは大変だっただろうなぁ」「そこでそういう言動ができたのね」「その困難への向き合い方はなかなかできなさそう」と事例に入り込みながら，自分の中に湧いてくるイメージや事例の場の雰囲気，色調，類似する経験を温めることが大切です．イメージは枝葉末節を越えた事例の全体性把握によってつくられるからです．そのうえで「こんな感じかな？」と，思うままに言葉をあててみます．

はじめから的の中心に当たるようなキャッチコピーにならなくても，複数のメンバーで語り合ううちに，間主観的[*2]に共有された言葉・表現に行き着くことを信じ，最初の一歩を踏み出しましょう．そのような気楽さをもてるような「何でもありの自由な雰囲気」が，「語り合い」を活性化すると思います．一方，自由に語り合いすぎて拡散してしまうと終着点が遠くなるので，時間制限を設けるなどして取り組むことも，時に必要です．心が動く，「そういうことか！」と思う，が先で，そのあとに言葉がついてくる，この順番が大切です．自分の感覚に意識を向けて，「この言葉(がフィットする)かも！」の発見を楽しみましょう．

「見出し」創りから「表」創りへ
―「大見出し」「小見出し」と実践の往還から 事例の全体像を構築する

さて，事例の分析結果は，事例の展開の質的変化による時期区分を横軸に，実践の意味の共通性から導き出した「大見出し」「小見出し」を縦軸にした「表」(図4-

---

*2　1つの認識が関わり合いによって複数の主観において共有される様．(フッサールの現象学より)

事例のタイトル [   ]

大見出し	小見出し	前期	中期	後期

図4-3 「表」の構成（最初の基本的なフォーマット）

3）によって整理します．表のセル「大見出し」「小見出し」以外の1つひとつのマスの中には，「見出し×時期」に該当する具体的実践を入れます．キャッチコピーを念頭に置きながら「大見出し」「小見出し」を創る過程で，ケアの「コツ」や，実践されたケアの背部にあった「意図」をより意識化することになります．そして，他者にも啓かれる言葉選びを通して，研究メンバー以外とも共有できる表現にしていきます．そして，「大見出し」「小見出し」を創る過程で見出すことができた実践全体のエッセンスを，取り上げた事例の「タイトル」とします．その意味では表創りの最中にも分析は進んでいきます．

　この「表」によって，時間経過に伴う事例の展開と，発見されたケアの意味（意図・コツ），そして，どんな時期にどんな意図・コツで，どのような援助がなされたかがわかります．

「ケアの意味を見つめる事例研究」における「見出し」

　「見出し」とは，「新聞・雑誌などで記事内容が一見してわかるように，文章の前に示す簡単な言葉」ですが，CMCにおいては，わかりやすく実践の内容を伝えるために知恵を絞る過程で生まれた言葉を意味します．

事例における個々の「実践行為」をまとめ，そのまとまりに見出しをつけていきますが，「大見出し」には実践行為の背景にある「意図」，「小見出し」にはその実践を実現するための「工夫・コツ」を表すようにします．そして，複数の「小見出し」が「大見出し」の下に位置づけられます．

▶ キャッチコピーと実践のつながりから「大見出し」「小見出し」を生み出す

キャッチコピーは，その事例の実践に埋め込まれている実践知を，頭を柔らかくし，感覚を研ぎ澄ませてすくい出すプロセスでした．「大見出し」「小見出し」を創るステップは，実際にあった看護実践に立ち返り，そのキャッチコピーを生み出した実践は何だっただろうと確認しつつ，それを説明力のある言葉で表し直そうとする段階です．キャッチコピーは，個々が自分の経験を踏まえて実践を受け止め，オリジナルな言葉を用いて表現する個人の作業だったのに対し，「大見出し」「小見出し」は，研究チーム内の対話によって，その“実践たち”について共感的に理解しうる表現を創造するので，それは，読者(他者)にも啓かれる表現になります．でも，キャッチコピーがとても秀逸で，それがそのまま見出しの1つになることもあります．

キャッチコピーをつけることによって，「何をしたか」という「行為」の類似性ではなく，行為の「意図」「工夫・コツ」という類似性で実践行為を捉えることができるようになっていると思います．表面的な言葉だけを頼りにして同じグループにまとめるのではなく，その行為の意図やコツを意識して，キャッチコピーを頼りに，「実践」を集めてみましょう．

集められた実践のまとまりは，1つの「小見出し」を形成する可能性のあるグループです．グループができたら，その実践たちを仲間と認めた経緯をいったん棚上げして，グループにまとめられている実践そのものに集中します．そして，その実践グループにふさわしい「小見出し」案を考えてみましょう．キャッチコピーの中には，ほぼ，そのまま「小見出し」案として使えるものもあれば，キャッチコピーのままだと伝わりにくいものもあるかもしれません．そのときは潔く古いキャッチコピーを破棄して，つかんだエッセンスを他の言葉に託して実践のグループにフィットした「小見出し」案を新たに考えましょう．また，1つの実践グループが2つのキャッチコピーと親和性をもっていることに気づき，よく考えると，その実践グループは2つのグループに分けて整理するほうが妥当に思われてくる場合もあります．

「小見出し」がいくつかできたら，「小見出し」同士の関係性が気になり出すと思います．例えば，「それらに共通した意図がある」ことに気づいたり，「両方『小見出し』だと思っていたけれど，新しく創った『小見出し』は，むしろ先に創った『小見出し』の意図を表す『大見出し』なのかもしれない」と考える，などです．した

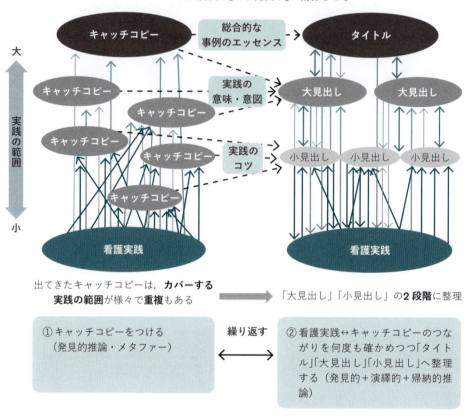

図 4-4　キャッチコピーから「大見出し」「小見出し」へ精練させるプロセス

がって，CMC の見出し創りは，「小見出し」が全部出揃ったら，そこから帰納的に「大見出し」を創るというように直線的には進みません．図 4-4 で表されているように，キャッチコピーを起点に実践に注目し，そこから「小見出し」を創ったら横の「小見出し」と見比べたり，上位の「大見出し」と関係づけたり，そうしたら，その「大見出し」に含まれる別の「小見出し」を精練したくなったり，また，別の「大見出し」を先に捉えたくなったり，というように，当初はキャッチコピーと実践を往還しながら「見出し」を創り，分析が進んで「見出し」が蓄積されてきたら，実践と「小見出し」と「大見出し」を往還しながら事例全体を捉え直して構造化していきます．

　この分析では，実践グループのまとまりや，見出しの案を何度も創り直すことになりますので，そのフレキシブルなプロセスがチームのメンバーで共有できるようなツールを用いるのがよいでしょう．例えば，ホワイトボードに付箋を貼りつけて整理するという方法もありますし，オンライン会議の場合でも共同作業が

できるツールがたくさんあります．それぞれのチームで工夫をしてみてくださ
い．

　そのようにして，キャッチコピーを媒介にしながら，小さな実践のまとまりか
ら「コツのまとまり」「意図のまとまり」を形成し，前者には「小見出し」，後者には
「大見出し」をつけます．この「実践」─「小見出し」─「大見出し」の往還は，分析終
了まで何度も見直し・編み直しがされていきます．

▶「大見出し」「小見出し」への精錬

　小さな実践のまとまりから，帰納的に「コツのまとまり」「意図のまとまり」を形
成しようとすると，そのまとめ方にはいくつもの可能性があり，どうまとめたら
よいか迷うことがあります．その際，拠り所にすべきは，「この事例について対話
を重ねたことで明らかにできてきていることは何か」です．事例研究に取り組ん
できた原動力は，なんらかの特別な経験をした実感や，はっきりさせたい事柄を
自分でもしっかりつかみたいし，他者にも伝えたいという思いだったはずです．
「問われ語り」によって，この事例において，その時々に突き動かされるように実
践してきた奥に通底していた意図に気づいたり，いくつかの実践が積み重なって
次の変化を起こしていたりという，織物のようなひとまとまりの事例が頭の中に
描き出されてきていると思います．それを表現できるように「大見出し」「小見出
し」に使う言葉を吟味し，表現を工夫しましょう．

　実践とキャッチコピーのつながりを何度も確かめつつ，事例全体のエッセンス
が「タイトル」に投影されているか，そして実践の意味・意図が「大見出し」に，実
践のコツが「小見出し」にそれぞれ反映されているか，かつ，「大見出し」同士，「小
見出し」同士の階層に違和感なく全体像が示されているかどうか，十分に検討し
ます．何度も実践のグルーピング，グループ同士の関係性，見出しの適切性を確
認することが大切です（**図 4-4**）．

　こうしたプロセスをたどるうちに，**図 4-3** で示した「表」の記述が充実し，全体
像ができあがってくると思います（**図 4-5**）．

▶ 読者を触発する「大見出し」「小見出し」の命名とそのコツ

　「大見出し」「小見出し」は，「どのようなケアがケアの受け手にみられたよい変化
につながったか」に関する分析結果を端的に表すものになります．研究メンバー
が，事例に関して語り合ううちに，実践者自身とメンバー間で共通理解が生まれ
てくるので，その結果得られた新たな気づきを伴う知見を，読者にも伝達できる
よう表現しましょう．伝えたいという思いが伝わる表現を生み出すことが多いの
で，自分がわかっていることを後輩・新人にわかりやすく伝えるような気持ちで
表現の工夫をしてみることを勧めています．

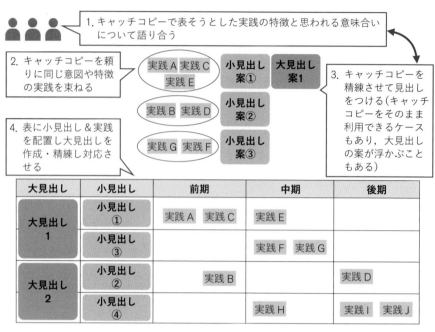

図 4-5 「表」創りの全体像

　「見出し」に正解はありませんが，興味を惹くか，腑に落ちるかに関していえば，最適解に近い/遠いはあるように思えます．CMC は，事例から「実践知」をすくい出し，それを今後の実践に活用してもらうことを目的としています．ですから，「そういうことか！」と新たな発見を導くような独創性のある見出し，「これは自分の実践に活かせそう」と有用性を感じられる見出し，潜在的に感じていたことが明確になり，「わかる！」という歓喜をもたらす共鳴性のある見出しを創作できれば，その研究の触発性(詳細は 7 章を参照➡120 頁)は増大するように思われます．
　見出し創りは常に試行錯誤と挑戦ですが，これまでの経験から，いくつかの見出しの創り方のコツと精練の様子を紹介します(表 4-1，図 4-6〜8)．
❶ メタファーを楽しみつつ吟味して事例の意味・意図を表現する
　見出しのもとになるキャッチコピーには，メタファーを用いたものも多いと思います．研究の初期段階では，事例から受けた印象から言葉を創るので，直感的・感覚的になる傾向があるからです．それに対し見出しは，実際の実践のまとまりと照合し，それにピッタリ合うような言葉を探します．それでも，それまでの語り合いを通し，メタファーこそがその実践を説明でき，多くの人に誤解なく伝わると想定されるときは，そのままメタファーを利用するとよいでしょう．
❷ 副詞を用いる
　実践そのものは，さして珍しい行為ではないものの，そこにこそこだわりをもって実践したということを説明するためには，「あえて〇〇する」のように，動詞を修飾する副詞を用いて強調点を示すという方法があります．

表 4-1　「大見出し」「小見出し」の命名のコツ：① 表現方法とその具体例

表現方法	見出しの例	見出しで表現したかったこと
メタファーを利用し独創的に表現する	本丸の願い	本丸とは，日本の城郭建築で最も主要な部分を指す．より深い内面・核心のニーズに迫る様を表現するのに用いた．
	土管に入って待つ	築山の土管で身を寄せて声を潜めて内緒の大切な話をするような状況に近い親密さで話を聴く準備を整えた様を表現するのに用いた．
	母の言葉と心にシンクロする	母の口調に合わせて静かに話したり，同調性を高めるような添い方を表現するのに用いた．
副詞を使う	在宅看取りの流れの中で，あえて立ち止まる	立ち止まって考え直すことは，やりにくいことではあったが，そこを押し切ってすることこそが必要で大事な要素であったので，「あえて」を入れて強調した．
動詞を吟味する	家族の衝突を機に切り込む	「切り込む」は，ほんの一瞬のタイミングを逃さない適時性と深いところまで入り込んだニュアンスを込め表現した．
	言葉の変化を嗅ぎ取る	「嗅ぎ取る」は，もともと嗅覚を示すが，ともすると気づかないような，ちょっとした言葉の変化に気づいたことをこの言葉で表現した．
シンプルかつストレートな表現をする	看護師の意見は言わない	一般的に情報提供をするのが良しとされるが，情報過多で整理できなくなった状況の中，あえて意見を差し挟まず，整理する役回りに徹した様を表現した．
	アポイントなしの訪問で一気に調整する	アポイントを入れるのが常識であることを承知のうえで，断られる可能性を回避することを優先した様をストレートに表現した．

❸ 動詞を吟味する

　表現したいことを伝えるために，ニュアンスを含む動詞を用いるとか，一般的には使わない動詞をメタファー的に流用する表現方法（**表4-1**の中の「言葉の変化を嗅ぎ取る」など）があります．

❹ シンプルかつストレートな表現を用いる

　本当に伝えたい実践については，飾らずありのままに，シンプルかつストレートに示し，この実践こそがこの状況に適合するのだと力強く主張する方法も一案です．ただし，これは意外性のある実践の場合に有効で，それ以外だとインパクトがなく，ただの実践例のようにみえてしまいます．

「表」の点検

　様々な対話や試行錯誤の結果，「大見出し」「小見出し」が決まることで表の縦軸の項目が定まり，横軸の項目である時期区分ごとに「小見出し」に該当する具体実践を入れ込むと，「表」が完成します．一覧性によって，実践全体を読者に伝える

《面白くて，「なるほど」を生む見出しをめざす》		
面白い	**面白くない**	**ポイント**
・ヘー，なるほど……と，自分では考えつかなかったアイディアが入っている	・教科書で聞いたことのあるフレーズばかり	新規性
・次の患者に使えそうと思える	・それで，結局どうしたらいいの？と突っ込みたくなる	有用性
・聞いたら，何となくその場がイメージできる	・状況と実践の様子が，ピンとこない	共鳴性

　以下は，当初思い浮かんだ見出し **A** と，実践のありようを伝えるべく工夫した **B** です．面白くて，「なるほど」と思えるようになっているでしょうか．

A

大見出し	小見出し
在宅緩和を図る	本人の痛みを管理する
	妻の心理的負担を考慮する
迷っている家族の意思決定の負担を軽減する	家族の迷いを受け止める
	負担を軽減する
思いの表出により意思決定を支援	思いの表出を支援する
	思いを打ち明ける支援をする

B

大見出し	小見出し
在宅療養の安定を図る	家族の介護体制を尊重する
	本人の苦痛症状を軽減する
家族間の膠着状態を緩める	療養場所のイメージを広げる
	異なる意見をそれぞれ支持する
家族の衝突を機に切り込む	言葉の変化を嗅ぎ取る
	アポイントなしの訪問で一気に調整する

図 4-6　「大見出し」「小見出し」の命名のコツ：②「面白い」「なるほど」をめざす

ことができるのが「表」です．よく整理された「表」は説明力があります．「大見出し」「小見出し」「実践の概要」を「表」にすることで，実践を全体性，前後関係，文脈に基づいて把握できるようになり，そこから，実践全体の意味を感じ取ることができるからです．「1つめの『大見出し』が基盤となって他の『大見出し』を支えているね」とか，「この実践の成果は3つの『大見出し』の合わせ技があってこそ生み出されたんだね」とか「どの『小見出し』にも同じ魂が潜んでいるね」とか，分析してきた過程を俯瞰しながら，実践の意味について理解を深めることに役立ちます．ただ，もしもこのとき，「この『大見出し』が情報収集で，こっちが実践で，こっちが評価だね」といういかにもわかりやすそうな"整理箱"をつくって，実践を予定調和的に入れたかのような「表」になってしまっていたら，再考が必要です．なぜかというと，そのようなときは複雑に絡み合った実践の全体性を捉えずに部分に切り分け別々に整理してしまった可能性があるからです．「表」ができた段階で，改めて事例の実践の意味を表現できているかどうかを見直しましょう．

模擬事例(図4-2 ➡58頁)における「大見出し」「小見出し」の精錬プロセスの例を示します. 分析初期が **A**, 検討を進めた結果が **B** です.

A

大見出し	小見出し
患者・家族を理解する	さりげない雑談から入り込む
	自分語りの聴き手になる
面会機会を心地よいものに仕立てる	面会に来る家族を慰労する
	患者の状況を説明する
	ケアへの参加を促す
在宅ケアの可能性を探る	家族のできる範囲を確かめる
	家族の気持ちの変化を捉える
多職種連携で家族の希望を実現する	見通しをもって情報共有する
	退院後も気に掛ける

B

大見出し	小見出し
もう一歩工夫して患者・家族を知る	糸口を探して踏み込む
後悔が無いよう患者と家族をつなぐ	患者が安らげる時間を多く持てるようにする
	療養場所の決定はさておき家族をケアに巻き込む
決め時のタイミングを逃さない	療養先の変化の可能性を念頭に置く
	患者・家族の気持ちの変化を注目し確かめる
安心した退院後の生活を守っていく	在宅介護に向けて速やかに行動する
	経過を知っている専門職がそれでいいと伝えて自信を保つ

　この事例の対話において, 当初は「介入がなかったら入院のまま看取りになったと思われる患者なのに, 在宅で看取ることができた」という事実にメンバーの関心が集まっていました. しかし, 対話の中で「必ずしも在宅での看取りになったほうがいいとは思っていなかった. この家族にとって満足・納得のいく看取りになることが大事と思っていて, どっちに転がろうが対応できるようにと思っていた」という看護師の意図がわかってきて, そのための患者・家族理解のアプローチであり退院後フォローであったと事例全体のつながりが共有されてきました.

　それによって, 見出しに表現される力点が変化し, 〈家族のできる範囲を確かめ(る)〉て「在宅ケアの可能性を探(る)」ったというより〈療養先の変化の可能性を念頭に置(く)〉き「決め時のタイミングを逃さな(い)」かった事例だったと「大見出し」「小見出し」が変化しました.

　また, 対話によって「大見出し」「小見出し」が, 行ったことの要約にとどまらず, 実践の意図・コツを表すようにもなっていると思われます.

図4-7　明らかにできたことの表現に向けて「大見出し」「小見出し」を精錬する

▶「大見出し」「小見出し」の階層を整えながら表現を吟味する

　CMC の特徴でもある「表」では, ケアの受け手の状況の変化に応じながら, ① どの時期に(時期区分), ② どんな意図で(「大見出し」), ③ どんなコツを駆使して(「小見出し」), ④ どのような具体実践(表全体の内容)がなされたかを示すことができます. それによって, 読者は, まとまりのある物語として事例を理解することが可能になります. なぜなら「表」は, 実践の個々の場面に応じた瞬間的対応の機微だけでなく, 事例を通し一貫して繰り広げられた実践スタイルを把握できるこ

図4-1に示したキャッチコピー(→57頁)を使って,「大見出し」「小見出し」や「タイトル」にどう発展していくかを見てみましょう.複数のキャッチコピーが1つの「見出し」に結びついている場合,1つのキャッチコピーが複数の「見出し」に発展している場合,そして,キャッチコピーはなかったけれど「見出し」が導かれた場合もありました.また,「タイトル」や「見出し」には直接的に発展しなかったけれど,事例全体の共有イメージとなって分析を助けたキャッチコピーもありました.

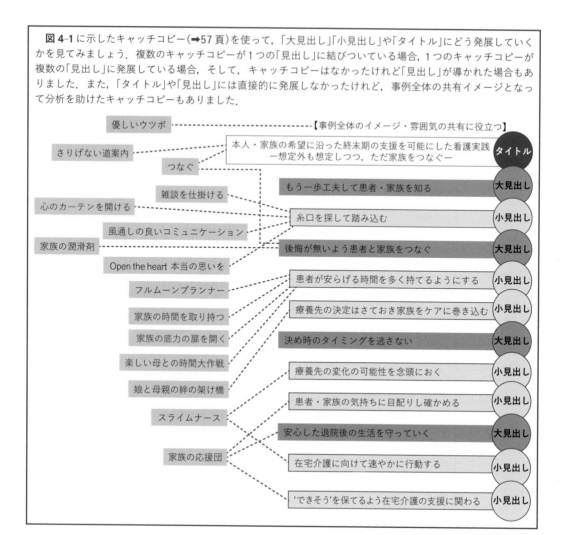

図4-8 「大見出し」「小見出し」命名のコツ:③ キャッチコピーはこういう「大見出し」「小見出し」になった!

と,そして,複数の「大見出し」「小見出し」によって構成されたケアの道のりを示すことが可能だからです.

ただし,そのためには,「大見出し」同士,「小見出し」同士の大きさ(＝その見出しがカバーする実践の範囲・広さ)がおおよそ揃っていることと,「大見出し」「小見出し」の表現が適切で,他者と共有可能な表現になっていることが必要です.見出しの大きさを揃えることと表現を吟味することは連動する思考なので,「表」の縦・横の関係性を点検し,違和感なく整合性を感じられるよう,随時修正を図っていきます.また,分析プロセスを通してチーム内で共通理解されてきた言葉であっても,本当に伝えたい意味を表しているかどうか,読者が誤解なく受け取れる言葉かどうかについて,いま一度立ち止まって思いを巡らせましょう.

▶ 時期区分を再考する

　事例は時間経過をもち，それによって展開してフェイズ（段階）のようなものが構成され，それらに沿って変化します．分析結果を示す「表」において，事例の時間経過と展開が横軸，看護実践の意味・意図が縦軸となって，事例の実践の全体像を示すことになります．

　事例によってはターニングポイントが明確ではない場合もありますが，フェイズの変化に伴い実践も変化しているはずなので，① どこで「潮目」が変わっているだろう，② 変化を引き起こした看護実践があるだろうか，と探索することで，看護実践の意味を意識化できて分析も深化し，根拠をもって時期区分できるようになります．これまでの経験では，ケアの受け手との関係性の変化，ケア対象のニーズの変化，実践者の意識的なギアチェンジなどが「潮目の変化点」，すなわちターニングポイントとなるようです．

　時期区分はワークシートを作成する際に定めていると思いますが，分析を始めた段階では，当面，わかりやすい変化であるケアの受け手の状態像や治療・処置内容の変化によって区分されることも多いです．そこで，分析が進んでから，改めて，時期区分が実践の質的変化によって分けられているかを確認しましょう．

　時期区分の数としては，経験的に 3 区分がまとめやすいのではないかと考えています．起点，展開，帰結のような流れで整理しやすいからかもしれません．ただし，帰結を迎えそうになったときに状況の大きな変化が訪れて，もうひと展開あったという事例で，5 区分に分けられたこともあります．

　そして，時期区分にも，各時期を端的に表す名前をつけましょう．さらに，具体的に○月〜○月とか，○日間などの形で各時期の経過の長さを示すことができれば，これだけの時間をかけてとか，こんなに短期間でとか，看護実践のイメージは一層膨らみやすくなります．

▶「表」のセルに入れ込む実践を選択する

　「表」のセルには，各「小見出し」を代表する実践を選んで配置します．ワークシートの段階ではまだ実践が長文で説明されている場合が多いですが，「表」創りにおいては状況と実践行為がわかりやすく伝わるよう，端的にまとめて示しましょう．実践の数は 1 つよりは複数あったほうがよいですが，紙面の都合によって必須ではありません．また「表」の全体を見て，事例の展開が伝わりやすくなるように意識することも大切です．

　「表」の見直しは，繰り返し何度も行います．せっかく「できた！」と思った「表」を創り直すことは，いくらかの苦労を伴いますが，何度も見直すことは事例の構造の把握をより確かにし，その結果，絶妙に個別状況を表しつつ触発性をもつ「大見出し」「小見出し」が生み出されることも多いです．表 4-2 に模擬事例（図 4-2 ➡

表 4-2　完成した「表」（例）

大見出し/小見出し	時期区分	患者・家族を理解し彼らが安らげる関係を作った時期	娘と共にケアをしつつ娘の気持ちの変化に注目した時期	速やかに退院を調整し不安なく看取りにつなげた時期
もう一歩工夫して患者・家族を知る	糸口を探して踏み込む	・夫妻の話を促すため間に入り以前の生活について聞いた. ・「カーテンを開けておいて欲しい」の理由を確認した. ・雑談の中から家や家族に対する考えを確認することで, 患者が安らげる時間を持てる支援について考えるようにした. ・夫が無言で座っている事が多く, 患者は日夜を問わず外を見ている時間が多い様子から会話の糸口を探すようにした.		・患者に退院の不安について, 再度話題に出して確認した. ・患者の「病院は気楽でいいけど, 帰れるなら帰りたい. 家族の生活を変えたいとは思わなかったけれど, 帰れることはうれしい」という本当の意向を確認した. ・病院でのケアについて書面で図示して娘に説明し, 理解と在宅介護の不安を確認した.
後悔が無いよう患者と家族をつなぐ	患者が安らげる時間を多く持てるようにする	・雑談の中から家や家族に対する考えを確認することで, 患者が安らげる時間を持てる支援について考えるようにした. ・医療者間で, 患者が'カーテンを開けて過ごす'ことの希望を共有し看護計画にも盛り込み共通の支援とした.		
	療養場所の決定はさておき家族をケアに巻き込む	・夫妻の話を促すため間に入り以前の生活について尋ねた. ・家族の退出時には「また続きをきかせてください」と添え, 次も話の時間を持てるように言葉を付け加えた. ・夫や娘に患者が面会に来る事を喜んでいることを伝え, 次回はいつ来られるかと声かけをした.	・家族がいるときの食事介助では, ベッドアップを90度にしている理由や腰枕を入れて姿勢が崩れない方法など, 行っていることの理由を説明しながら介助をした. ・清潔ケア等を一緒にしますかと娘を誘い, ケアの方法や大切さを共有しながら実施した. ・食べ物や飲み物, マウスウォッシュなどの様々な娘からの提案は可能な限り取り入れるようにした.	

（つづき）

58頁)から擬似的に作成した表を示します.

　キャッチコピーを考える際(図 4-1 ➡ 57頁)に, 起点になりそうと思われていた「つなぐ」のニュアンスは, 大見出し【～患者と家族をつなぐ】や, 小見出し〈～家族をケアに巻き込む〉につながっていったようですし, 開放のイメージは小見出しの〈糸口を探して～〉や〈患者が安らげる時間を～〉につながったようです.

　時期は3つに区分されました. 表から, 時期ごとに取り組みの中心が変化している様子も捉えることができますし, 時期を超えて同じ意図で援助が続けられていることもわかります.

表 4-2 （つづき）

大見出し/小見出し	時期区分	患者・家族を理解し彼らが安らげる関係を作った時期	娘と共にケアをしつつ娘の気持ちの変化に注目した時期	速やかに退院を調整し不安なく看取りにつなげた時期
決め時のタイミングを逃さない	療養先の変化の可能性を念頭におく		・娘に一緒に介助をするように声をかけると患者も娘も嬉しそうな表情をしていた. ・自宅に患者をつれて帰ることが選択肢になる支援を考えた. ・娘に,在宅でもケアを全て抱え込む必要がないと繰り返し伝えた.	
	患者・家族の気持ちに目配りし確かめる		・娘の「自宅に居ながらお母さんの介護ができずにいて,何かを工夫したらできたのかも…逃げていたのかも」を聞き,介助を拒否しているのではなく何をしていいのかわからないのかも…と思った. ・娘に一緒に介助をするように声をかけると患者も娘も嬉しそうな表情をしていることに注目した. ・面会を続ける娘に日中の母親の状況を伝えると安心した表情を浮かべたことに注目した. ・娘に「寒いけれど体調を崩していない?」「面会のこと,お母さんはとても嬉しそうに話していましたよ」「差し入れ美味しそうですね」と声をかけた.娘は母親の介助をしながら「看護師さんによくしてもらって有難いね.私も何かできたら…」と言葉を返してきた.	・娘の「家に帰るにあたり必要なことを教えてくれたらできる気がする」,「一緒に帰ろう.私にもできそう」という言葉を受け,自宅に帰るにあたり必要なことや予測される経過を伝えて,娘と夫の気持ちを今一度確認した. ・夫の「娘が頑張りたいというから俺も一緒にやる」という変化を確認した.
安心した退院後の生活を守っていく	在宅介護に向けて速やかに行動する			・娘の発言を受け,酸素投与,終末期をキーワードに地域医療連携室と一緒に自宅近くの訪問看護ステーションを探した. ・訪問看護師と必要な準備について確認し進めた.
	'できそう'を保てるよう在宅介護の支援に関わる			・退院3日後,自宅と訪問看護ステーションに連絡をし現状を確認.夫も訪問看護師の指導のもとに点滴の接続をしていた.家族の変化と負担をふまえ継続して支援が必要と思った. ・退院1週間後,現状確認し家族の負担を考慮して夜間のサービス活用を提案した. ・永眠2週間後,訪問看護ステーションに連絡し家族の様子を確認した.

「表」が完成したら学術集会で発表しよう

　事例の分析を終えて「表」が完成したら，学術集会で発表しましょう．これまでの分析の過程で幾度となく検討を重ねてきているので，「表」が完成した時点で，学術発表が可能なレベルにまで十分精練された研究になっているはずです．研究を通して明らかになった実践知は，きっと，類似した事例における実践のヒントになると思います．CMCの分析過程と特徴を踏まえ，学会発表をどう進めていくのがよいか，例を挙げながら説明します．

抄録を作成する

　まずは抄録作成です．抄録に記載するべき22項目と，それに対応する抄録記載例を**表4-3**に示しました．このとき，CMCならではの注意点があります．

　【背景】と【目的】は，研究計画時点ではややあいまいである場合が多いと思いますが，分析を経て，この事例における実践の価値がどこにあるかが明らかになっているはずです．そこに焦点を当てて【背景】と【目的】を記しましょう．

　【事例の概要】は，**表4-3**に挙げた項目程度の内容を記したいです．ただ，学会が指定した項目に従う必要があり，【事例の概要】という項目を創れない場合は，【方法】の中で記述します．

　【方法】では，「データとしたものは何か」「データをもとにした語り合いの意図・着目点などについて」「語り合いに参加したメンバー」「分析の方法：語り合いを通して『大見出し（意図・意味）』『小見出し（コツ）』を考え，時期と合わせて表にまとめていく過程」「表をもとに語り合い『大見出し』『小見出し』を洗練していく過程の説明」「倫理的配慮」について記しましょう．

　【結果】は，「大見出し」「小見出し」を使いながら，事例の展開状況（ケアの受け手の状況と実践）が時間性をもって把握できるよう文章化します．具体的には，「【○○】（大見出し）のために，〈△△〉（小見出し）と〈□□〉（小見出し）をした」という形になると思います．

　【考察】は，分析を通して得た知見を記します．気をつけなければならないのは，【結果】の繰り返しに終始しないことです．事例の分析において，成果をもたらした実践と，その意図・コツが何だったかという発見が得られていますが，それはすでに【結果】で示しています．【考察】では，もう一歩思考を深め，そのような実践を生み出すことができた要因や，複数の「大見出し」に通底する実践知，また，複数の「大見出し」が組み合わさった構造の妙など，その実践の成り立ちや全体性に言及するとよいでしょう．

表 4-3　抄録の記載例

記載例	記載すべき項目

❶本人・家族の希望に沿った終末期の支援を可能にした看護実践―想定外も想定しつつ，ただ家族をつなぐ―

❷B.B[1)]，C.C[2)]，D.D[3)]，E.E[1)]，F.F[3)]
　1）G 訪問看護ステーション，2）H 大学，3）I 大学

【背景】❸ 終末期において，本人の望む最期に向けての支援が求められているが，**❹** 終末期患者は家族の負担を案じて率直な意思表明ができにくく，一方，家族の看取りまでの関わり方は後悔など否定的な感情に影響しやすいと報告されており，看取りに向けた患者・家族への関わりについて，知の蓄積が切望されている．

【目的】❺ 変化する患者・家族の希望に沿って在宅看取りまで実現できた一事例について検討し，それを可能にした看護実践の在りようを明らかにする．

【事例の概要】❻ 看護実践の対象は，誤嚥性肺炎で入院した 70 代女性 A 氏とその家族（夫と娘）．**❼** 誤嚥性肺炎で施設からの入退院を繰り返していたが，腎不全・肝不全が進み終末期となった．当初在宅看取りの希望はなかったが，本人・家族の希望が変化し在宅看取りとなった．この間，看護師 B を中心に看護を行った．**❽** 本研究は最後の入院から在宅看取りまでを分析した．

【方法】山本らの「ケアの意味を見つめる事例研究」の方法を用いた．**❾** 看護師 B が看護記録や経過を振り返り記述したテキストをデータとし，**❿** A 氏・家族の考えの変化を逃さず支援につなげ，希望に沿った看取りの実現に寄与した看護実践の可視化を意図して，**⓫** 看護師 B と同僚看護師 1 名，研究者 3 名を含む 5 名で検討した．**⓬** 語り合いを用いた質的分析の手法によって，看護実践のエッセンスを表す「大見出し」「小見出し」を創り，見出しと時期からなる表に整理した．**⓭** 表に具体的な実践も書き入れ，「大見出し」「小見出し」が現場での実践を適切に表現できているか，メンバー全員が納得できるまで語り合い，修正を重ねた．**⓮** 本研究は H 大学倫理委員会の承認を得た．

【結果】⓯ 入院当初は【もう一歩工夫して患者・家族を知る】ために **⓰** 〈糸口を探して踏み込む〉よう関わった．**⓱** 次いで【後悔が無いよう患者と家族をつなぐ】ことを考え，〈患者が安らげる時間を多くもてるように〉〈療養場所の決定はさておき家族をケアに巻き込む〉みつつ，**⓲** ケアを全て抱え込む必要はないことを繰り返し伝えたところ，娘の発言に変化が見られた．**⓳** そこで【決め時のタイミングを逃さ】ずに〈療養先の変化の可能性を念頭にお〉き〈患者・家族の気持ちに目配りし確かめ〉た．**⓴** 家族と本人が退院を決断されてからは，【安心した退院後の生活を守っていく】ために〈在宅介護に向けて速やかに行動〉し〈'できそう' を保てるよう在宅介護の支援に関わる〉働きかけを行い，最期の 2 週間を在宅で過ごし永眠された．

【考察】㉑ 家族が在宅看取りの決意に至ったのは，既に療養場所が決まっていても，その変更の可能性を念頭において家族をケアに巻き込み，家族がケアに自信を持てたためと考える．また，それに先んじて患者理解の工夫をする傍ら家族をつなぐよう配慮することで，家族の潜在していた希望が自覚されたことも関与していると推察する．**㉒** 以上が，患者・家族の希望に沿った在宅看取りを可能にした要点と考えられる．
（1,200 字）

---

❶ タイトル
❷ 著者氏名，所属

【背景】
❸ 社会情勢
❹ 実践の現状・困難など

【目的】
❺ 研究で明らかにしたいこと

【事例の概要】
❻ 実践対象の紹介(主たる疾患名・年齢・性別など)
❼ 事例の経過(ケア提供者も含む)
❽ 研究で分析の対象にした時期など

【方法】
❾ データとしたものは何か
❿ データをもとにした語り合いの意図・着目点などについて
⓫ 語り合いに参加したメンバー
⓬ 分析の方法：語り合いを通して「大見出し(意図・意味)」「小見出し(コツ)」を考え，時期と合わせて表にまとめていく過程
⓭ 表をもとに語り合い，さらに「大見出し」「小見出し」を精練していく過程の説明
⓮ 倫理的配慮について

【結果】
(下線は時期・実践の流れ)
⓯【大見出し 1】と，**⓰** その〈小見出し〉*をわかりやすく紹介
※以下，伝わりやすさを考えて，大見出しと小見出しの提示順序を逆にしてもよい
⓱【大見出し 2】と〈小見出し〉*
⓲ 見出し以外に提示したい実践(この事例に大切 or 特徴的な実践があれば)
⓳【大見出し 3】と〈小見出し〉*
⓴【大見出し 4】と〈小見出し〉*
(大見出しの数は事例によって異なる．この事例では 4 つ)
　＊小見出しは抄録の文字数制限に合わせて選択する

【考察】
㉑ この事例の一番大事なことは何か
㉒ タイトル・目的に呼応して終える

❶ 本人・家族の希望に沿った終末期の支援を可能にした看護実践
―想定外も想定しつつ，ただ家族をつなぐ―

東京大学「ケアの意味を見つめる事例研究」セミナー資料
（模擬事例からのポスター作成例）

❷ B.B [1)], C.C [2)], D.D [3)], E.E [1)], F.F [3)]
1 G訪問看護ステーション, 2 H大学, 3 I大学

背景

❸ ・終末期医療において，本人の望む最期に向けての支援が求められている（厚労省，2019）

❹ ・終末期患者は家族の負担を案じて率直な意思表明ができにくく（吉村，2012），一方，家族の看取りまでの関わり方は後悔など否定的な感情に影響しやすいと報告されている（吉田，2020）
・看取りに向けた患者・家族への関わりについて，知の蓄積が切望されている

発表要旨

終末期に在宅看取りが可能となった事例を分析したところ，「糸口を探して患者・家族を知る」努力をしながら後悔が残らないように患者と家族をつなぐために，「安らげる時間を多く持てるように配慮」しつつ，「家族をケアに巻き込」むことで家族の本来の希望を引き出せていた．また，「療養先の変化の可能性を念頭に置く」ことで「タイミングを逃さず」に退院を可能にし，「安定した退院後の生活」に向けて段取りを整えて患者・家族の希望を実現していた．

目的

❺ 変化する患者・家族の希望に沿って在宅看取りまで実現した一事例について検討し，それを可能にした看護実践の在りようを明らかにする

対象と方法

事例の概要

❻ 看護実践の対象は，誤嚥性肺炎で入院となった70代女性（A氏）とその家族（夫と娘）．❼ 誤嚥性肺炎で施設からの入退院を繰り返していたが，腎不全・肝不全が進み終末期となった．当初在宅看取りの希望はなかったが，本人・家族の希望が変化し，最期の2週間を在宅で過ごれ看取りとなった．この間，担当看護師Bを中心に看護を行った．❽ 本研究は，最後の入院から在宅看取りまでを分析した．

データ収集と分析方法

山本らの「ケアの意味を見つめる事例研究」の方法を用いた（山本，2018）．❾ 担当看護師Bが支援の経過を振り返って記述したテキストを元に，❿ A氏・家族の考えの変化を逃さず支援につなげ，希望に沿った看取りの実現に寄与した看護実践の可視化を意図し，⓫ 看護師Bと同僚看護師1名，研究者3名を含む5名で検討し，⓬ 語り合いという質的分析の手法によって，看護実践のエッセンスを表す「大見出し」「小見出し」を作り，見出しと時期からなる表に整理し⓭ 表に具体的な実践も書き入れ，その看護実践をBを中心に，新たに見えてきた看護実践の意味を考え「大見出し」「小見出し」が現場での実践を適切に表現できているかメンバー全員が納得できるまで語り合い，修正を重ねた⓮（倫理：H大学の倫理委員会にて承認）

結果

時期区分 大見出し／小見出し		患者・家族を理解し彼らが安らげる関係を作った時期	娘と共にケアをしつつ娘の気持ちの変化に注目した時期	速やかに退院を調整し不安なく看取りにつなげた時期
⓯ もう一歩工夫して患者・家族を知る	⓰ 糸口を探して踏み込む	・夫妻の話を促すため間に入り以前の生活について聞いた． ・「カーテンを開けておいて欲しい」の理由を確認した． ・雑談の中から家や家に対する考えを確認することで，患者が安らげる時間を持てる支援について考えるようにした． ・夫が無言で座っている事が多く，患者は日夜を問わず外を見ている時間が多い様子から会話の糸口を探すようにした．		・患者に退院の不安について，再度話題に出して確認した． ・患者の「病院は気楽でいいけど，帰れるなら帰りたい，家族の生活を変えたいとは思わなかったけれど，帰れることはうれしい」という本当の意向を確認した． ・病院でのケアについて書面で図示して娘に説明し，理解と在宅介護の不安を確認した．
⓱ 後悔が無いよう患者と家族をつなぐ	患者が安らげる時間を多く持てるようにする	・雑談の中から家や家に対する考えを確認することで，患者が安らげる時間を持てる支援について考えるようにした． ・医療者間で，患者が「カーテンを開けて過ごす」ことの希望を共有し看護計画にも盛り込み共通の支援とした．		
	療養場所の決定はさておき家族をケアに巻き込む	・夫妻の話を促すため間に入り以前の生活について尋ねた． ・家族の退出時には「また続きをききますてください」と添え，次も話の時間を持てるように言葉を付け加えた． ・夫や娘に患者に面会に来る事を喜んでいることを伝え，次回はいつ来られるかと声かけをした．	・家族がいるときの食事介助では，ベッドアップを90度にしている理由や腰枕を入れ姿勢が崩れない方法など，行っていることの理由を説明しながら分担をした． ・清潔ケア等を一緒にしますかと娘を誘い，ケアの方法や大切さを共有しながら実施した． ・食べ物や飲み物，マウスウォッシュなどの様々な娘からの提案は可能な限り取り入れるようにした．	
⓳ 決め時のタイミングを逃さない	療養先の変化の可能性を念頭におく		・娘に一緒に介助をするように声をかけると患者も娘も嬉しそうな表情をしていた． ・自宅に患者をつれて帰ることが選択肢になる支援を考えた． ⓲ ・娘に，在宅でもケアを全て抱え込む必要がないと繰り返し伝えた．	
	患者・家族の気持ちに目配りし確かめる		・娘の「自宅に居らず お母さんの介護ができずにいて，何かを工夫したらできたのかも…逃げていたのかも」を聞き，介助を拒否しているのではなく何をしていいのかわからないのかも…と思った． ・娘に一緒に介助をするように声をかけると患者も娘も嬉しそうな表情をしていることに注目した． ・面会を続ける娘に日中の母親の状況を伝えると安心した表情を浮かべたことに注目した． ・娘に「寒いけれど体調は崩していない？」「面会のこと，お母さんはとても嬉しそうに話していましたよ」「差し入れ美味しそうですね」と声をかけた，娘は母親の介助をしながら「看護師さんによくしてもらって有難いね，私も何かできたら…」と言葉を返してきた．	・娘の「家に帰るにあたり必要なことを教えてくれたらできる気がする」，「一緒に帰ろう，私にもできそう」という言葉を受け，自宅に帰るにあたり必要なことや予測される経過を伝えて，娘と夫の気持ちを今一度確認した． ・夫「娘が頑張りたいというから俺も一緒にやる」という変化を確認した．
⓴ 安心した退院後の生活を守っていく	在宅介護に向けて速やかに行動する			・娘の発言を受け，酸素投与，終末期をキーワードに地域医療連携室と一緒に自宅近くの訪問看護ステーションを探した． ・訪問看護師と必要な準備について確認し進めた．
	'できそう'を保てるよう在宅介護の支援に関わる			・退院3日後，自宅と訪問看護ステーションに連絡をし現状を確認，夫も訪問看護師の指導のもとに点滴の接続をしていた，家族の変化と負担をふまえ継続して支援が必要と思った． ・退院1週間後，現状確認し家族の負担を考慮して夜間のサービス活用を提案した． ・永眠2週間後，訪問看護ステーションに連絡し家族の様子を確認した．

考察

㉒ この事例で，患者・家族の希望に沿って在宅看取りを可能にした看護実践の要点は，以下のように考えられる．

㉑ ・既に療養場所が決まっていても，その変更の可能性を看護師が念頭において家族をケアに巻き込み，同時に，一人ですべて抱え込む必要はないと繰り返し伝えることで，家族がケアに安心して参加し自信を持てたこと

・それに先んじて，看護師が患者を深く理解できるよう工夫をする傍ら，家族の間をつなぐように配慮して関わることによって，家族が本当は自分はどうしたいかを考えられる機会と場が作られたこと

→この2つにより，家族の潜在していた希望が自覚され，当初はなかった在宅看取りの決定に至ったものと推察される

㉓ この発表に関連し，開示すべきCOI関係にある企業などはありません

図 4-9　ポスターの作成例

番号❶～㉒は，抄録例（表4-3）の番号に対応しています．ポスター例には，㉓にCOI（利益相反）を追加しています．

発表形式に合わせてポスター・スライドを作成する

　抄録を書き終えたら，発表の準備をしましょう．学会発表がポスター発表の場合は，「表」をポスターの「結果」にそのまま活用できるので，これを中心に据えます．そのほかの項目は，すでに作成した抄録などをもとに埋めていくことで，ポスターは比較的簡単にできあがります．**図4-9**に，模擬事例（**図4-2** ➡58〜59頁）をもとにしたポスター作成例を示しました．抄録の記載がポスターにどう反映されているかを，**表4-3**（➡75頁）の **❶**〜**㉒** に対応させる形で示していますので，参考にしてください．もちろん，事例の概要や考察に図を入れるといった工夫もできると思います．なお，大判ポスターの印刷が臨床の実践者にとって課題になっているようですが，いまはインターネット申込や店舗でも印刷してくれる場所が多くあります．

　口頭発表の場合は，「表」の全体像を提示しながら，「大見出し」ごとに説明していくような形でスライドを作成します．ポスターと異なり一視野に入る情報に制約があることから，時間経過や見出し同士の関係性が伝わりにくいので，少し工夫が必要です．「大見出し」ごとの説明においては，事例の展開にある時間性を損なわないような形で注意深く「小見出し」を選択し，説明する順番に配慮しましょう．

　本章で解説した「メタファー化」のステップは，事例で繰り広げられていた実践を理解し，他者に伝わるよう表現するプロセスでした．看護実践がケアの受け手の状況に応じて即応的に，しかし複雑な思考を経て創造されているので，それを理解する道程もやり方だけを単純になぞるのではなく，ケアの意味を見つめることにこだわり続けて分析を進めることが大切だと思います．

　次はいよいよ論文の執筆にとりかかりましょう．

文献
・アリストテレス著，三浦洋訳(2019)．詩学．光文社(光文社古典新訳文庫)，p.158.
・メルロ＝ポンティ，M. 著，中島盛夫訳(1982)．知覚の現象学．法政大学出版会，p.305.
・鍋島弘治朗，楠見孝，内海彰編(2018)．メタファー研究1．ひつじ書房．
・佐野泰之(2019)．身体の黒魔術，言語の白魔術—メルロ＝ポンティにおける言語と実存．ナカニシヤ出版，p.184.
・瀬戸賢一(1995)．メタファー思考—意味と認識のしくみ．講談社(講談社現代新書)，p.204.
・瀬戸賢一(2017)．よくわかるメタファー—表現技法のしくみ．筑摩書房(ちくま学芸文庫)．
・鈴木宏昭(2020)．類似と思考，改訂版．筑摩書房(ちくま学芸文庫)．
・米盛裕二(2007)．アブダクション—仮説と発見の論理．頸草書房，pp.1-13.

（柄澤清美）

5章

再ナラティブ化（文章化）

―事例研究論文を執筆する

分析の後は，「再ナラティブ化（文章化）」という新たなステップに
進むことになります．具体的には，分析してきた事例を学術論文
としてまとめあげるプロセスです．本章では，「ケアの意味を見つ
める事例研究」(CMC) の論文執筆について，いままで私たちが
CMC の経験を積み重ねてきた中で，現時点でベストだと考えて
いる方法を紹介します．

論文の構成と執筆の方法・注意点

「ケアの意味を見つめる事例研究」(以下，CMC)論文の構成は，一般的な研究論文と同じです．本文は，「緒言(はじめに)」「方法」「結果」「考察」「結論」の順に記します．これらの各構成について，CMC論文として書く際の方法や注意点を述べていきます(「結論」は一般的な研究論文と同じです)．

緒言（はじめに）

緒言では，一般の研究論文と同様に研究の意義・必要性を伝える必要があります．事例研究の緒言を読んでいると，「たまたまよい経過をたどる事例があったので報告する」など，「報告したい事例だから報告する」というトーンで書かれている論文が散見されます．しかし，読者の立場からすると，この研究の知見がどのような問題にどのように役立つのか，また，それがどの程度インパクトをもつのかが，研究の価値を見極めるうえで重要な要素となります．そのため事例研究論文として執筆する際は，しっかりと緒言において，取り扱うテーマに関する社会的状況やテーマに関連する人数，規模などを説明します．そのうえで，テーマのどの部分が研究上の課題として残されているのか，その課題のどこにCMCが貢献できるのかについて，明確に記述する必要があります．緒言の出来次第で，読者が論文に抱く印象は大きく異なってきます．緒言は論文の玄関口なので，ちょっと気合いを入れて書いてもよいと思います．

従来の研究のプロセスでは，研究にとりかかる前にまず詳細な文献レビューを行い，研究の必要性や意義を十分に吟味したうえで研究課題を設定し，研究をデザインします．しかし，CMCでは必ずしもこのような手順を踏んでおらず，対象とする事例を選定し，メタファー化のプロセスを経て結果がある程度固まった段階で，文献レビューなどを行うことが多いです．なぜなら，CMCは実践の知の共有を目的としており，新たな実践の知は研究開始時には意識化/言語化されておらず，どの文献を参照引用すべきかは，その時点では十分明らかではないからです．メタファー化の過程で共有できる実践の知のテーマが浮かび上がってくるため，そのテーマに沿った文献検討が，改めて必要になると考えています．

緒言の内容は，文献を適切に用いながら記述します．なかには，学術論文の検索や，論文の入手が難しい場合もあるかと思います．近年はGoogleが提供している学術論文検索ツール「Google Scholar」などの有用なツールも無料で用いることができるので，活用をお勧めします．また，英語が読める方はぜひPubMedを用いて，関連するテーマを検索してみてください．PubMedは，米国の国立医学図書館が管理している論文の検索システムです．全世界で行われている研究が集積されているので，研究として報告する前に一度覗いてみて，先行知見としてど

のような研究が発表されているのかを確認できると，とてもよいと思います．

　そして，緒言の最後に目的を述べます．一般的な研究論文では，研究を始める前に，文献検討を通して研究課題が設定され，目的が定まってくるものですが，CMC では，メタファー化の過程で浮き彫りになった実践の意味・意図・コツを通して浮かび上がった実践の知を伝えるために論文化する，という流れになります．目的を書くときには，分析の結果，どのような「大見出し」「小見出し」が生成されたのか，それはなぜ，どのあたりが発表に値すると考えたのかをいま一度振り返ると，書きやすいでしょう．CMC 論文をどのような形で示せば，ケアの現場にいる多くの実践者の役に立つのかをじっくりと考えてみることも大事です．

方法

　方法には，事例の概要と分析方法を書きます．事例の概要にはケアの対象者と実践者の双方の状況を記載していきます．そして，看護記録などをもとに，時系列で経過を振り返りながら記述したワークシートがデータとなるので，ワークシートに記されたデータを使って分析を行います．分析の過程については，なるべく詳細に記述しましょう．例えば，分析に参加した人数や，その方々の専門性なども加えるとよいと思います．

　分析方法については，実際の事例の分析が想起できるような記述が望ましいです．実際に発表された CMC から具体例を示しますので，参考にしてみてください．

> 5. 分析方法
> 　共同研究者全員でデータのテキストを読み，複数の課題を抱えた重症心不全患者と家族の穏やかな自宅療養継続を支えた看護実践を明らかにするという観点で吟味した．テキスト化された看護実践について，看護師は自分に問い，共同研究者は実践を頭の中で追体験しながら，そこで行われていた実践の意味や意図，実践の仕方について背景まで詳細に確認しながら対話し意識化・言語化を進めた．患者・家族像も含めて比喩（メタファー）等も用いながら繰り返し確認しあい，実践の意味・意図のまとまりを【大見出し】，その意味・意図に向かう実践のコツのまとまりを［小見出し］で表した．見出しの命名のために再度実践に立ち返り，問いかけと想起を重ね，データの追加も行った．
> 　同時に，患者・家族の状況や状態の変化により時期を区分し，その時期の特徴を表す言葉を付けた．そして，【大見出し】，［小見出し］と時期区分から成る表を作成し，経過を追って具体的な看護実践を書き入れ，この実践を構造化した．その表をもとに話し合いを重ね，新たに想起した実践についても

> 意味を考えつつ表に位置づけ，それらも加味して【大見出し】，［小見出し］を精錬した．そして，重症心不全患者と家族の穏やかな自宅療養継続を成しえた実践知について考察した．（田嶋ら，2023）

また，方法の最後には，事例研究の質を高めるための工夫を述べていただきたいと思います．事例研究の質の基準の考え方については，7章を参照してください．

結果

事例の経過に沿った結果の厚い記述は，事例研究にとって最大の価値になります．結果そのものが読者の記憶の中にとどまり，日々の実践に活かされる知となるかどうかは，結果の記述の仕方で大きく異なってきます．

結果を書くための準備

まずは，前章までに紹介した「大見出し」「小見出し」「実践行為」をまとめた「表」の形で示された主な結果をもとに，① 結果を書き始め，② 加筆修正を繰り返す，という作業を重ねていくことで，「結果」の完成をめざします．結果を書く際に用いる主な材料は，以下に示すA〜Cとなります．

A　時期区分ごとに，「大見出し」「小見出し」「実践行為」をまとめた「表」
B　「問われ語り」を経て追記済みの「ワークシート」
C　（もしあれば）「ワークシート」の前の段階で用いる「経過表」や，事例について書き残しているメモ

これらを参照しながら，まずは事例の結果，すなわち「大見出し」「小見出し」ごとに，どのような状況下で，何をどう実践したのか，実践者の立場（「私（一人称）」）から，詳細に記述します．ここで有効になるのが，「ワークシート」です．ワークシートには，看護実践に至る考えや判断，意図が詳細に記録されているので参考になり，ワークシートに書かれた文章はそのまま，論文の結果の記述に使えることもあります．

例えば，在宅看取りの最期のときに訪問看護師が行った支援を「大見出し」として「家族の時間を存分に味わってもらう」，そして，「小見出し」の「家族のケアを引き立てる」では，論文の結果として以下のように記述しました（佐藤，野口，阿部，徳江，山本，2018）。

12月初めから1週間(最期の看取りに向かうまでの時期)には，A氏は頭部挙上した状態で昼夜を問わず臥床していた．A氏からは「苦しい？って聞かないで」「みんな疲れているのにごめんね」と家族を労う発言がよく聞かれた一方で，看護師に対しては「苦しい，助けて，死んじゃう」と訴えてきた．

⇒**状況**

　看護師は，A氏の「入院して検査してもらいたい」という言葉の通りにならなかったことに申し訳なさを感じると同時に，その言葉に込められた生きることをあきらめていないA氏の力を感じて最期まで生ききってもらいたいと強く思った．孫娘は，介護日記に「もっと生きていてほしい，一緒にいたい」と記入していた．そこで，痛みや苦痛を伴うケアは看護師が行い家族ができることはできるだけ最期まで家族にやってもらうことを考えていた．

⇒**看護実践に至る考えや判断，意図**

　具体的には，足浴，マッサージなどケアを家族と一緒に行い，家族だけでも行ってもらった．家族は，吸引を使いながらA氏の好きなアイスキャンディーを食べさせる，ペットボトルの湯たんぽで冷たい手足を温めるなどの工夫を思いつき，看護師はそれらを支持した．看護師はケアの中で，A氏に「ゆっくり息をしてみてください」「大丈夫ですよ」と声を掛け，息をして生きていることを本人と家族が共有できるようにしていた．また，A氏が好きだったコーラを一口でも飲んでもらえるように勧めることは家族が最期まで続けた支援だった．

⇒**具体的な実践**

(佐藤ら，2018)(青字は引用者による)

　もし出来事の前後関係がわからなくなったら，その都度「表」や「経過表」に戻り，患者(利用者)の状況と合わせて記述します．「表」には，患者(利用者)の状況と看護実践(「大見出し」「小見出し」「実践行為」)が細かに記載されているので，時間の流れに沿って記述することは，それほど難しくないと思われます．ただ，「表」には看護実践の意図やコツは含意されているものの，あくまで「看護行為」が中心なので，実践において看護師がそのときに何を考え，どのように判断したのかという思考過程には触れられていません．それらはワークシートを手がかりにします．

記述上の課題―「大見出し」「小見出し」と「時期区分」の関係をどう記述するか

　CMCは，共有・伝播可能な知を創るための取り組みであり，「大見出し」「小見出し」によるケアの意味・意図の言語化・メタファー化が，その知を創るうえで重要な役割をもちます．メタファー化に，実践者自身の視点からみた詳細な記述を付与することで読者による実践の追体験を可能にし，読者を触発し，読者それ

それのもつ自経験例との類推(アナロジー)を引き出すことがねらいです．よって，結果は「大見出し」「小見出し」ごとに記述することを推奨しており，それが CMC の特徴といえます．

しかし，「表」なら「大見出し」「小見出し」「実践行為」「時期区分」などそれぞれの関係性などが可視化されていてわかりやすいのですが，文章として記述する場合，「大見出し」「小見出し」ごとに書くのは難しいときがあります．特に難しいのは，「大見出し」「小見出し」となる実践と，その背景となる「時期区分」との関係をどう記述するか，です．看護は患者・家族の状態に合わせて展開するので，「大見出し」「小見出し」に該当する看護実践は複数の時期にまたがることが多く，そうすると，患者(利用者)の状態変化に合わせた表現や記述が難しくなります．「大見出し」「小見出し」で実践の意味や意図を示すことができても，複数の時期を何度も往来したり重複したりすると時系列に混乱をきたし，文章として読みにくくなります．

CMC でもほとんどの場合，「大見出し」「小見出し」の看護実践が複数の時期にまたがっていました．そこで，事例の特徴を最大限活かす記述の方法を共同研究者とともに皆で考え，主に 2 種類の記述のパターンで発表しています．それぞれ特徴や利点・欠点があるので，研究事例に合わせて判断してほしいと思います．

▶ 時期ごとに項立てし，その時期に該当する 「大見出し」「小見出し」を記述する

1つ目は，時間の経過とともに変化する文脈を軸に，各時期に該当する「大見出し」「小見出し」の実践を記述する方法です．この方法は，時期ごとの状態に合わせて「大見出し」「小見出し」によって，ケアの内容を詳細に伝えられる利点があります．一方で，分量が多くなりやすいため，字数制限などがある場合は，記載すべきことの選択が悩ましいです．しかし患者・家族の状況や環境，関係性など，実践の背景となる文脈の変化が時期によって異なるような場合は，記述しやすいと思います．最近は，この方法を採用する CMC 論文が多くなってきています．

▶ 時期の進捗に矛盾がないよう留意し，「大見出し」ごとに 項立てして実践を記述する

2つ目は，生成した「大見出し」をそのまま見出しとして活用し，実践を記述する方法です．この方法は，患者・家族の状況の変化が比較的小さく，緩やかである場合に適しています．時間の経過と「大見出し」「小見出し」が一方向に流れるように説明できるメリットがある一方，時間の進捗に混乱が生じないように気をつける必要があるでしょう．この方法は，「大見出し」「小見出し」がより強調されるという特徴があります．

どちらかの方法を使わなければならないというものではないので，うまく書けない場合はほかの方法を試してみるなど，記述方法は柔軟に変更してもかまいません．大事なのは，次に紹介する「読者の追体験を可能にする」記述をめざすことです．

読者の追体験を可能にし，触発する記述の工夫

CMC では，読者がその事例を追体験でき，触発されるような結果の記述をめざします．そのため，① なるべく時系列に沿って記述する，② 実践者の視点で記述する，③ 情景を描写する，④ そのとき感じたことを記述する，という点に留意します．メタファー化など分析の過程では看護実践に着目できていたけれど，再ナラティブ化（文章化）の段階で記述しようとすると，実践から離れて患者（利用者）の状態を中心に記述してしまうといったことがあります．常に，看護実践と，その実践をめぐる実践者自身の思考や判断，実際の実践を，実践者の視点で執筆することが，触発性を高めるために重要です．こうした記述の工夫がなぜ必要なのかは8章（➡139〜147頁）で詳説されているので，あわせて参照してください．

▶ なるべく時系列に沿って記述する

1つの事例を扱う事例研究の強みは，患者（利用者）の状態変化や患者を取り巻く環境の変化と看護実践を合わせて示せることにあります．事例研究には，取り扱っている事例において「何らかの変化・展開」があります．その変化・展開を追えるように，なるべく時系列で記述することが大事です．その際，① 患者（利用者）の状態，② それに対して看護師が考えたことや判断したこと，③ その考えや判断に基づく実践行為を，意図とともに説明すること，④ 実践に対する患者（利用者）の反応という4つのポイントを記述することを推奨しています．

実際の実践は直線的な現象ではなく，複数の事象が同時進行で複雑に絡み合いながら現れてきます．あまりに単純に，直線的かつ明確な因果関係があるかのように記述してしまうと，読んだときの印象と現実がかけ離れてしまう危険性も伴います．

そのため，時間の経過に沿って記述した内容が実際に起こった状況とかけ離れていないか，常に確認しながら記述することが重要です．特に，実践と患者（利用者）の状態に関して因果関係があったかのように書いてしまうおそれがある点には注意が必要です．患者（利用者）の状態の背景には，実践以外の要因がある可能性を常に念頭に置いておく必要があります．現実の状況を原因と結果の関係に押しこめることなく，多様な要素が関わる過程において，それらの要素の相互作用を丁寧に書き進めていくことが重要です．

▶ 実践者の視点で記述する

　読者が著者の経験を追体験し触発されるためには，著者が実践者の視点で書くことが重要です．しかしそのために，著者の独りよがりではないか？　という誤解が生じる可能性もあります．そこで，特に患者(利用者)・家族の状態を記述するときは，著者のフィルターを通していることを著者自身が認識していることが読者にもわかるような記述が求められます．

　例えば，ある患者の話す姿が，著者からは確信がある様子で語ったと感じられたとします．その場合，「確信がある様子で語った」とそのまま表現するのではなく，「確信がある様子で語ったようにみえた」というように，著者の認識であることを明確に示すとよいでしょう．ほかの例として，「患者は次第に遠慮しなくなった」では著者の主観に思われるおそれがあるので，「患者は次第に遠慮しなくなったようにみえた」「～という様子がみられたことから，患者は遠慮がなくなってきているように思われた」などの表現を用いるとよいと思います．

▶ 情景を描写する

　事例が展開しているその場の情景や空気感が伝わるように描写されていることも，読者の追体験や触発への鍵です．以下に示す例(佐藤ら，2018)は，看取り前の家族の緊迫した様子を表しています．こうした場合，通常の学術論文では「家族は緊迫した様子だった」などの端的な表現が推奨されがちですが，CMCでは，あえて情景を詳細に説明することにしています(下記引用の太字の箇所)．それにより，読者はあたかもその場にいるような臨場感をもって状況が鮮明にイメージできるので，触発されやすくなるのではないかと考えています．

> 　ある日，看護師が訪問すると，**部屋に入った瞬間に異様な熱気を感じた．外は初冬で寒く，8畳の和室には暖房がついており，A氏の浅く速い息使いが聞こえ，**ベッドを取り囲むように家族7人が固唾を呑んでA氏を見守っていた．看護師がA氏の様子を確認すると，**A氏の髪は乱れ，眉間にしわを寄せ，酸素のカヌラが鼻の横にかかっていた．**そしてA氏は看護師を見ながら「苦しい，助けて，死んじゃう」と，看護師に訴えてきた．(佐藤ら，2018)(強調は引用者による)

　上記の例は，「いつも通りでいる」という「小見出し」の下に続く記述です．一見すると不要な情報にみえても，「いつも通りでいる」という「小見出し」で表される実践がなぜあえて必要なのか，また，「いつも通りでいる」ことが，看取りを目前に控えた本人や家族に対してどのような影響をもたらすのかをイメージするうえでも，これらの記述が役立っていることがわかるのではないでしょうか．抽象的

な言葉で表現するよりも，その場の情景を伝えるほうが効果的なシーンがきっと
あると思うので，ぜひこの方法を活用してみてください．

▶ そのときに感じたことを記述する

　情景描写とともに，著者が感じたことを記述することも有用です．「感じたこ
と」の中には，実践者自身の不安・迷い，喜びなども含まれます．専門家としての
アセスメントや判断だけではなく，ひとりの人間として，正直に抱いた感情を表
現するということです．予期せぬ状態や患者からの返答が焦りや不安を喚起する
ことがあると思うので，そうした感情も一連の実践の中に合わせて記述します．
一般的な研究論文には推奨されないかもしれませんが，こうした率直な感情や経
験が，読者の追体験を可能にしやすくすると考えています．こうした感情は，次
の看護実践の展開へのきっかけになることもあり，実践を形づくる重要な一要素
だと考えられます．また，読者が「私もそうだ！」と触発されることで，読者自身
の実践においても活かされやすくなるのではないかと思います．ただあまりに多
用すると学術性に乏しい印象を与えかねないので，重要な局面に絞ることをお勧
めします．

考察

　考察では，研究結果の意義や独自性・新規性を主張していきます．また，緒言
で述べられた課題に対し，どのように本研究知見が貢献できるかを記述して，緒
言および研究全体に一貫性をもたせることも必要です．個人的な持論や信念の説
明にならないよう，研究で明らかになったことをもとに，先行研究の知見を引
用・比較しながら，考えられることを客観的に述べていきます．
　私たちが CMC において強調しているのは，「この実践の一番のキモはどこにあ
るのか．どこにすごさがあるのか．何がスペシャルなのか」を，考察で丁寧に説明
することの重要性です．そのためには，過去の文献との比較(例：「これまで教科書
などでは"○○○"と提示されてきたが，今回この研究で明らかになった点は示されてい
ない」)も必要ですし，文献を参照しながら，実践のメカニズムを検討することも
あります．なぜこのような実践が可能になったのか，また，「大見出し」「小見出
し」をどう組み合わせたか，また，実践の際の留意点なども論じます．
　考察は，原則，論文に活用した「大見出し」「小見出し」ごとに項目を立てて論じ
ます．CMC は，「大見出し」「小見出し」を中心としたケアの意味・意図・コツを伝
えることに焦点化しているからです．字数との兼ね合いで，「大見出し」を中心に
する場合もあれば，各「小見出し」も含めて丁寧に記述する場合もあります．また
字数ではなく，研究知見の強みが「大見出し」と「小見出し」のどちらに表れている

5章　再ナラティブ化（文章化）―事例研究論文を執筆する　　87

かで検討し，「大見出し」あるいは「小見出し」に新たな知見として強調したい点がある場合は，どちらかを中心に考察していく方法もあります．

　またCMCでは，実践全体における「大見出し」「小見出し」の関係も大事な知見の1つになると考えているので，個々の「大見出し」「小見出し」の考察にとどまらず，見出し間の関係性にも言及することで，考察の内容がより深まると考えられます．

論文の投稿

　以上のプロセスを踏まえて論文を書き上げ，全体を通して読み返し，論文の論旨の一貫性があるか，読みにくい箇所がないか確認し，必要時は修正することを繰り返し，論文を洗練させていきます．共同研究者からも意見をもらい，さらに修正を重ね，納得できる状態になったら，論文を投稿します．慣れていない場合，最初は戸惑いがあると思います．特に，投稿規定に合わせて体裁を整えたり必要な書類を準備したりするという基本作業のための時間の確保には，苦労することが多いようです．私たちの経験でも，投稿までに1か月以上かかることがありました．近年は電子投稿システムを採用する雑誌もありますが，システムが使いにくいケースもあります．身近に論文を投稿した経験がある人がいたら，ぜひ相談することをお勧めします．

著者の記載の方法

　投稿の際は著者を明記する必要があります．研究メンバーの複数人が著者となることが多いので，論文を書き始める際に，明記する順番を相談しておくとよいと思います．

　CMCでは，複数のメンバーが論文執筆に貢献するので，co-first authorship（共同第1著者）などの検討が必要な場合もあると考え，実際にそのように出版されている論文もあります．通常，第1著者（first-author）は1人であり，論文に最も貢献した人だとみなされます．しかし近年，複数の筆頭著者を認める学術誌も増えてきています．例えば，*PLOS ONE*というジャーナルでは，co-first authorship（共同第1著者）を認めています．各co-first authorshipの氏名の最後に"co"のロゴを配し，著者の註釈により，「研究論文に対して同等に貢献した」と記載する仕組みです．CMCでは，その研究プロセスにおいて複数の研究メンバーが同等の立場で参画し，研究計画の立案から論文執筆まで協働して担います．そのため，co-first authorship（共同第1著者）などの明記も選択肢の1つに入れて，著者間で検討するとよいでしょう．

論文を書くための Tips

事例研究論文を構成する 22 項目

　本章ではここまで，論文の構成別に具体的な執筆の方法を述べてきました．これまで私たちは，実践者の人たちとともに事例研究論文の執筆に取り組んできましたが，「そもそも論文の書き方がわからない」という声を聞くことがよくあります．そこで私たちは，これまでに発表されている事例研究論文を精査し，それをもとに，「事例研究論文を構成する 22 項目」(**表 5-1**)を作成し，論文を構成する各項目のポイントを示しています．必ずしもすべての事例研究論文にあてはまるものではないかもしれませんが，参考にしてみてください．

表 5-1　事例研究論文を構成する 22 項目

Ⅰ．緒言	① 取り組むテーマに関する背景 　（疾患罹患者数や政策的な動きなど） ② そのテーマに関して先行研究でわかっていることと，わかっていないこと ③ 研究に取り組む意義と目的
Ⅱ．研究方法	④ この研究の対象 ⑤ 対象の家族構成 ⑥ 対象の概要 ⑦ 支援側の概要 ⑧ データ収集方法 ⑨ データ分析の方法（手順）を説明 ⑩ 倫理的配慮
Ⅲ．結果	⑪ 結果の概要 ⑫ 表の挿入位置を示す 　（投稿する学会誌の規定の方法による） ⑬ 事例への関わり（看護実践）を始める前の事例の様子は，どのようであったか，また，それに対して看護職が考えたこと ⑭「大見出し 1」にはどんな「小見出し」があるか ⑮「小見出し」の具体的説明 　※⑭⑮ は「大見出し」ごとに記述する
Ⅳ．考察	⑯ この研究はどのような研究かを簡単に振り返り，考察のポイントを挙げる ⑰ 考察で取り上げる「大見出し」について説明する ⑱ 取り上げた「大見出し」に含まれる「小見出し」について説明する（先行研究と比較し，なぜこの実践が有用だったのか） 　※⑰⑱ は，論文中の各「大見出し」「小見出し」ごとに繰り返し述べる ⑲ この研究の限界を踏まえつつ，どのような場合には結果の適用が可能か，何の役に立つかを述べる
Ⅴ．結論	⑳ 研究全体をまとめる
Ⅵ．謝辞	㉑ 論文作成に至るまでにお世話になった人などへの感謝
Ⅶ．引用文献	㉒ 引用した文献を挙げる

まずは「第1稿」を書き上げることの大切さ

　論文を執筆するうえで何よりも大事なのは，とにかく「第1稿を書き上げてみる」ことです．なかなか筆が進まないこともあると思いますが，メモでも何でも，執筆のための記録を残しておけば後で見直し修正することも可能ですし，執筆への取っ掛かりにもなります．まずは書き上げ，勇気をもって周囲のメンバーから意見をもらうことが大切だと考えています．

　そのうえで加筆修正を行うことになりますが，これには共同研究者も積極的に関わります．第1稿では実践者の思考や判断，実践の記述などは十分に書き込めていないことが多いです．「ワークシート」や「経過表」などには看護実践に至る思考や判断・意図の手がかりが少なからず残されているはずなので，これらを駆使して内容を充実させていきます．

　場合によってはメンバー同士で「問われ語り」をしましょう．その問いの答えが，加筆されるべき記述となります．メンバー同士が語り合う場をなるべく多く設けて，言葉になりにくい部分を言葉にしながら論文を精錬し，完成をめざします．こうした積み重ねが，共有可能な知の創出につながっていくと思います．

具体的な目標と期限を決める

　最後に重要なのは，執筆の期日の目標を短い期間で設定することです．「第1稿は○月○日○時までに送ります」と宣言しておくと自分へのプレッシャーにもなり，何とかして書き上げようという活力につながります．

　書き上げた後も共同研究者からコメントをもらったり，それを受けて修正したりすることになるので，そうしたお互いのやりとりの際には，自分だけでなくメンバーに対しても，必ず期限を設けて進めるとよいでしょう．論文を読んでコメントするにもそれなりにまとまった時間が必要なので，つい後回しになりがちです．優先順位を高めてもらうためにもある程度の期限を設定することで，程よい緊張感が得られます．また論文執筆は長いプロセスなので，お互い頑張ろうというモチベーションの維持にもなり，ポジティブな空気が醸成されると思われます．またやりとりの際は，修正箇所や確認してほしい箇所をわかりやすく明示するなど，論文を見てもらう相手へのちょっとした心配りも，論文化をスムーズに進めるために，実は大事な要素になります．

まとめ

　私たちの研究グループが直接関わった事例研究論文のうち，これまで10本の論文が出版されています．CMCの開発とバージョンアップと並行しながら出版

を積み重ねてきていることもあり，論文の形式は少しずつ異なります．これらの違いは方法論の開発過程で方法論自体が進化してきていることと，事例によって最もよい報告方式が異なることを示しているといえると思います．

　CMCを進める中で，私たちが気づいたことがあります．それは，研究を通して自分たちの実践を言葉や形にしたいという現場の看護職の人たちのニーズが，想像以上に大きいということです．事例研究への関心も，近年ますます高まっているように感じます．看護の実践の知を蓄積していくうえで，本章で紹介したような事例研究の論文化のヒントが，現場の多くの看護職の人たちの参考になることを願っています．

文献

- Charmaz, K. (2014). *Constructing Grounded Theory* (2nd ed.). Los Angeles：SAGE.
- 岩戸さゆき，池田真理，吉田滋子，吉岡大晶，山本則子(2017)．医療的ケアが必要になった重症心身障害児の在宅復帰を可能にした看護―母の本当の願いを引き出し実現した事例から．家族看護学研究，23(1)，52–63.
- 大竹泰子，野口麻衣子，野原良江，山本則子．(2017)．最期の療養場所に関する意向の相違を抱えた家族に対する訪問看護師による意思決定支援．家族看護学研究，23(1)，64–74.
- Polit, D. F., & Beck, C. T. (2012). *Nursing Research：Generating and Assessing Evidence for Nursing Practice* (9th ed.). Philadelphia：Wolters Kluwer.
- 佐藤美雪，野口麻衣子，阿部智子，徳江幸代，山本則子(2018)．家族主導で在宅看取りの意思決定が進む中で訪問看護師が行った看取りまでの看護実践～慢性呼吸不全高齢者の在宅看取り事例を通して～．日本在宅看護学会誌，7(1)，225–233.
- 鈴木淳子(2005)．調査的面接の技法，第2版．ナカニシヤ出版.
- 田嶋ひろみ，柄澤清美，雨宮有子，吉田滋子，山田妙子(2023)．重症心不全患者と家族の穏やかな自宅療養継続を支える訪問看護師の実践―「ケアの意味を見つめる事例研究」による分析．家族看護学研究，29，37–50.
- 安塚則子，森元陽子，和智理恵，野口麻衣子，山本則子(2015)．訪問看護師が実践する家族介護者への代理意思決定支援―胃瘻造設の決定を支援した訪問看護の事例．家族看護学研究，20(2)，68–78.

（野口麻衣子）

6章

研究計画書の作成と倫理的配慮

「ケアの意味を見つめる事例研究」においては，「研究の問い」が当初は明確に意識化/言語化されていないことがままあります．ケア実践時には研究として取り組む意図はなかったものが，後になって，そのケア実践を振り返りたい，事例研究として探求したいと思って着手する場合が多いからです．そこで本章では，そのような特徴を踏まえ，「ケアの意味を見つめる事例研究」を始める際に必要な研究計画書の作成と，事例研究を実施する際の倫理的配慮について説明します．

研究計画書の構成

「ケアの意味を見つめる事例研究」(以下，CMC)における研究計画書のひな形を，**図 6-1** に示しました．

研究計画書は，以下のような構成で書くことをお勧めします．

研究テーマ（題目）

研究テーマのセクションでは，何に関する研究かを具体的に表現します．CMCでは，何に関するケア実践であるか，そのケア実践により何が可能になったのかを，その時点でわかる範囲で示すようにします．事例研究に取り組もうと思った理由，この事例を取り上げたい理由に，研究テーマに関するヒントが埋め込まれていることが多いので，そこへ立ち戻り洗い直してみると，テーマを表現する助けになると思います．

CMC の研究テーマは，研究の展開に伴い変化する可能性が高いものです．研究計画立案の段階では，作業上の仮のものとして進め，研究プロセスでの発見や気づきに伴い，データ分析(結果・考察)が済んだ時点，学会発表用抄録作成時点，論文作成時点などの節目で再考し必要時に変更していきます．

研究実施体制（研究チームメンバー＝著者）

研究実施体制のセクションには，研究チームメンバーとして，どのような人と一緒に研究するかを書きます．その研究に実質的(着想，企画，データ収集・分析・解釈，執筆，校閲)に貢献する人を記載します．一般的には，その研究の責任者または代表者として，研究全体に責任をもつ人が最初に書かれ，次いで共同研究者として研究チームメンバーが列記されることが多くなっています．

CMC では，ケア実践者として実際の事例を記述する人を，最初に記載することが多いです．そして，共同研究者には，その事例をよく知っている同僚や関係者，CMC への理解がある大学教員などが入ることをお勧めしています．異なる視点からの発言が思いもよらない発見につながったり，また，ケア実践者の所属先に倫理審査委員会がないときは，大学教員の所属先の倫理審査委員会で審査を検討することにしたり，それぞれの強みが研究を進めていくことを助けてくれます．研究計画書を作成する段階で共同研究者を誰にするかを改めて検討し，その人たちに相談して了解が得られたら，共同研究者として列記します．

また，研究成果を論文や学会発表，報告書などで公表する場合には，研究チームメンバーは発表者，著者として列記します．これら研究チームメンバーの参画の仕方，研究成果の公表に関する基本的方針や考え方は，早い段階で，メンバー間で確認し了解を得ておくことが，気持ちよく協働していくためのポイントです．

研究計画書（ひな形）

1．研究テーマ

2．研究実施体制
　　研究代表者：氏名（所属・職位）
　　共同研究者：氏名（所属・職位／資格）
　　　　　　　　　…

3．研究の背景と意義
　　……………………………………………・…………………………………………………………
　……・…………………………………………………………………………………．

4．研究の目的
　……………………………………………………………………………………実践の意味を明らかにする．
　　　　　　　　　　　　　　　　　　　　　　　　　　　　　　　　　　　　　（など）

5．研究方法
　1）研究デザイン
　　研究デザインは，事例研究である．

　2）研究対象とする事例
　　ケアの受け手は，A氏（80歳代，男性）とその家族である．A氏は……疾患で……な状態で，……を
　主治医より勧められた．しかし，本人の希望でX年○月に退院し，自宅療養を継続している．妻は……
　であり，次男は……である．
　　ケア実践者Bは，……病棟で……年間勤務し，……の看護を○年程度経験している……認定看護師
　である．A氏には，X年○月から……で関わった．
　　（B以外に複数名の実践者がいて，メンバーに含める場合は下記のように記載；A氏のケアには，他
　にケア実践者C・D・……，○名のケア実践者が関わった．ケア実践者Cは，X年△～△月に……を
　担った．ケア実践者Dは……を担った）
　　本研究では，事例としてA氏に対するB（およびC・D・……）のケア実践を取り上げる．

　3）データ収集と分析の方法
　　「ケアの意味を見つめる事例研究」（本書を文献として引用）を用いる．これは，ケア実践の暗黙知を
　顕在化させ，伝えるために開発されたものである．複数のケア実践者や研究者等の対話を通し，過去
　の実践を省察することで，ケアの意味・意図・コツを構造的に明らかにする方法論である．
　・データ収集方法
　　ケア実践者Bが……から……までの経過について振り返り，患者・家族の状況やアセスメント（何
　をどう判断し理解したか），何を意図して，どのように実践したか，その結果，患者・家族にどのよ
　うな変化が生じたかなどについて想起し記述する．次に，共同研究者が状況を具体的・共有的に思
　い描けるまで問いかけ，それによって想起された実践状況も追記する．必要に応じて，電子カルテ
　にある各職種の記録や家族の介護ノートおよび家族への確認から掘り起こした事実についても詳細
　に記述し，そのすべてをデータとする．

　　　　　　　　　　　　　　　　　　　　　　　　　　　　　　　　　　　　　　（つづく）

図6-1　研究計画書（ひな形）

・分析方法

　研究メンバー全員でデータのテキストを読み，研究目的の観点で吟味する．テキスト化された看護実践について，ケア実践者は自分に問い，共同研究者は実践を頭の中で追体験しながら，ケアの意味や意図，実践の仕方について背景までを詳細に確認しながら対話し，意識化/言語化を進める．捉えていた患者・家族像も含めてメタファー(比喩)(野中，紺野，2003)なども用いながら繰り返し確認し合い，実践の意味・意図のまとまりから「大見出し」を，そして，その意味・意図に向かう実践のコツのまとまりから「小見出し」を形成する．見出しの命名のために再度実践に立ち返り，問いかけと想起を重ね，データの追加を行う．また，ケアの受け手の状況・状態または事例の展開の質的変化により時期区分を導き，その時期の特徴を表す言葉を付ける．そして，「大見出し」「小見出し」と時期区分から成る表を作成し，具体的な看護実践を，「小見出し」ごとに経過を追って書き入れる．その表をもとに話し合いを重ね，新たに想起した実践についても意味を考えつつ表に位置づけ，それらも加味して「大見出し」「小見出し」を精錬する．そして，…(研究目的を記載)…を成し得たのはなぜか，について考察する．

　4）データ収集期間

　　倫理審査承認後〜20○○年○月○日まで

6. 倫理的配慮

　本研究は，著者の所属機関の○○倫理審査委員会の承認を得て実施する．

　1）研究への協力依頼と同意を取る手続き

　　……．

　2）任意性の保証

　　……．

　3）安全性の保障

　　……．

　4）プライバシー・匿名性・個人情報の保護

　　……．

　5）研究成果の公表および研究対象者への還元方法と配慮

　　……．

7. 研究資金

　例1）研究費がない場合：なし

　例2）研究費がある場合：○年度○○研究費，課題番号○による．

8. 利益相反

　・COI 状態がない場合：本研究に関して，開示すべき COI 関係にある企業・組織はない．

　・COI 状態がある場合：本研究に関して，開示すべき COI 関係にある企業として，○○がある．

9. 文献

　1）著者名：論文タイトル，掲載雑誌名，号もしくは巻(号)，最初の頁数–最後の頁数．発行年．

　2）サイト名：タイトル，Retrieved from：http://…．(検索日：XXXX 年 XX 月 XX 日)

　3）…．

図 6-1　研究計画書 (ひな形) (つづき)

研究の背景と意義/研究の目的

　研究の背景と意義および目的のセクションでは，最初に，研究の背景とケア実践上の課題を示します．背景や課題としては，対象とする事例の特定の状況，その状況における社会的な，またケア上の問題，その問題に関して過去の研究で明らかになっていることといないこと，その中での本研究の位置づけ（明らかになっていない部分を明らかにする）を示します．研究の意義としては，研究課題が解明された場合の社会的・ケア上の重要性や価値を示します．そして，その研究が誰（患者，家族，ケア実践者，ケアチーム，政策立案者など）に，どのように役立つものかを示します．

　それらを踏まえて，研究目的を記述します．CMC は，すでに実践されたケアに関して，実践者が「大見出し」「小見出し」，そして一人称の記述「ケア実践者の私は……」で共有しようとするものです．研究テーマと同様に，ケアという観点から，この事例では（通常の対応では難しい）何が可能になったのかに注目し，それを共有することを目的として示します．私たちの経験上は，この事例を取り上げたい・振り返りたいと思った理由を足掛かりにすると，うまく言語化できるように思われます．具体的には，① どのような状態の患者や家族などに対し，② ケアとしてどのようなことが実現できた事例なのかを，できるだけそのケア実践の本質を言い当てていると思う言葉で示せるとよいでしょう．一般的に，目的については日本語で 2 行（80 文字）程度で，簡潔に表現することが望ましいとされています（ホロウェイ，ウィーラー，2006；宮﨑，北山，春山，田村，2023）．

　研究の背景と意義および目的は，学会発表抄録や論文，研究報告書などに，そのまま記載できる部分です．公表の方法の種類により，適宜，目的以外の分量を抜粋しアレンジするとよいと思います．

〈記載例〉（研究の目的）
例1）……の実践の意味を明らかにする．
例2）……でありながら……できた事例の実践を明らかにし，そこにおける
　　　ケアの実践知を考察する．
例3）……までのケア実践を，その判断に至る考えや意図とともに記述する
　　　ことを目的にする．

研究方法

　研究方法のセクションには，具体的な研究デザイン，研究対象とする事例，データ収集と分析の方法を示します．CMC を用いる場合は，この名称を研究方法として記述し，本書を引用文献とすることができます．

具体的には以下の順番と内容で示します．なお，研究計画書で用いる文章の時制は未来形になります．

▶ 研究デザイン

研究デザインとは，研究を行うための設計図で，研究枠組みに密接に関連しています（グローブ，バーンズ，グレイ，2015，p.175）．CMC で行う場合は「事例研究」と示します．

〈記載例〉
研究デザインは，事例研究である．

▶ 研究対象とする事例

CMC において対象とするのはケア実践者の実践です．その実践を理解できるように取り上げる事例の概要として，ケアの受け手と実践者の双方の状況を示します．

〈記載例〉
ケアの受け手は，A 氏（80 歳代，男性）とその家族である．A 氏は……疾患で……な状態で，……を主治医より勧められた．しかし，本人の希望で X 年〇月に退院し，自宅療養を継続している．妻は……であり，次男は……である．

ケア実践者 B は，……病棟で……年間勤務し，……の看護を〇年程度経験している……認定看護師である．A 氏には，X 年〇月から……で関わった．

（B 以外に複数名の実践者がいて，メンバーに含める場合は下記のように記載；A 氏のケアには，他にケア実践者 C・D・……，〇名のケア実践者が関わった．ケア実践者 C は，X 年△〜△月に……を担った．ケア実践者 D は……を担った）

本研究では，事例として A 氏に対する B（および C・D・……）のケア実践を取り上げる．

▶ データ収集と分析の方法（具体的な方法は 3，4 章を参照）

取り上げる事例に関するデータをどのような方法で収集し，分析するかを明確に，具体的に示します．

〈記載例〉

　「ケアの意味を見つめる事例研究」(本書を文献として引用)を用いる．これは，ケア実践の暗黙知を顕在化させ，伝えるために開発されたものである．複数のケア実践者や研究者等の対話を通し，過去の実践を省察することで，ケアの意味・意図・コツを構造的に明らかにする方法論である．

・データ収集方法

　ケア実践者 B が……から……までの経過について振り返り，患者・家族の状況やアセスメント(何をどう判断し理解したか)，何を意図して，どのように実践したか，その結果，患者・家族にどのような変化が生じたかなどについて想起し記述する．次に，共同研究者が状況を具体的・共有的に思い描けるまで問いかけ，それによって想起された実践状況も追記する．必要に応じて，電子カルテにある各職種の記録や家族の介護ノートおよび家族への確認から掘り起こした事実についても詳細に記述し，そのすべてをデータとする．

・分析方法

　研究メンバー全員でデータのテキストを読み，研究目的の観点で吟味する．テキスト化された看護実践について，ケア実践者は自分に問い，共同研究者は実践を頭の中で追体験しながら，ケアの意味や意図，実践の仕方について背景までを詳細に確認しながら対話し，意識化/言語化を進める．捉えていた患者・家族像も含めてメタファー(比喩)(野中，紺野，2003)なども用いながら繰り返し確認し合い，実践の意味・意図のまとまりから「大見出し」を，そして，その意味・意図に向かう実践のコツのまとまりから「小見出し」を形成する．見出しの命名のために再度実践に立ち返り，問いかけと想起を重ね，データの追加を行う．また，ケアの受け手の状況・状態または事例の展開の質的変化により時期区分を導き，その時期の特徴を表す言葉を付ける．そして，「大見出し」「小見出し」と時期区分から成る表を作成し，具体的な看護実践を，「小見出し」ごとに経過を追って書き入れる．その表をもとに話し合いを重ね，新たに想起した実践についても意味を考えつつ表に位置づけ，それらも加味して「大見出し」「小見出し」を精錬する．そして，…(研究目的を記載)…を成し得たのはなぜか，について考察する．

倫理的配慮

　CMC において，研究対象は，研究に取り組む人自身のケア実践になります．ケア実践を研究対象とする事例研究において，ケアの受け手となる人への倫理的配慮の方法については，現在いくつかの考え方があるようです．私たちは，丁寧に

対応するため，ケアの受け手である患者や家族，その他必要な関係者に対し，事例研究を行うことについて事前に説明し同意を得ることをお勧めしています．また，結果や考察について公表前に報告し確認する場合もあり，これもすべてのケアの受け手となる人に行うことも検討しています．倫理的配慮の考え方の詳細，および模擬事例を用いて CMC における研究説明書，同意書，同意撤回書の例を，次節の「倫理的配慮」(➡102 頁)に提示します．

〈記載例〉
　本研究は，著者の所属機関の○○倫理審査委員会の承認を得て実施する．
1）研究への協力依頼と同意を取る手続き
2）任意性の保証
3）安全性の保障
4）プライバシー・匿名性・個人情報の保護
5）研究成果の公表および研究対象者への還元方法と配慮

研究資金

　研究資金のセクションには，研究費が確保されている場合は明示します．研究費の確保を目的に作成する計画書(申請書)の場合は，具体的な用途を記載します．

〈記載例〉
例1）研究費がない場合：なし
例2）研究費がある場合：○年度○○研究費，課題番号○による．

利益相反

　研究活動では，公正性，中立性が求められます．一方で，学術成果の社会への還元(公的利益)と産学連携活動に伴い研究者個人が取得する私的利益が，利益相反(conflict of interest；以下，COI)となる場合があります．研究者は，企業や法人組織，営利を目的とする団体から提供される経済的な利益などに関する COI 情報を適切に開示することが，倫理審査や学会・論文発表の際に求められます．

〈記載例〉
・COI 状態がない場合：本研究に関して，開示すべき COI 関係にある企業・組織はない．
・COI 状態がある場合：本研究に関して，開示すべき COI 関係にある企業と

して，○○がある．

文献

　研究の概念的な基盤や論理的根拠など研究と関連する文献については，本文の該当箇所に文献番号を上付き(バンクーバースタイル)や，あるいは(　)書きで出典となる文献の著者と発表年を示す(ハーバードスタイル)形式などで，それらをまとめて一覧で記載します．

研究計画書作成の意義

　研究計画書を作成することには，以下のような意義があります．

考えが整理される

　日々の活動の中での問題意識から，文献検討や他者とのディスカッションなどを通じて構想してきた研究テーマや方法などを文字にすることは，研究に客観的な視点を与え，あいまいな点や漏れ，矛盾が明確になり，焦点の整理を進めることを可能にします．単に頭の中で考えて思っている段階と，文字や文章にできる段階は異なります．文字や文章にするプロセスが，構造的な整理を促し，人にわかるように自分自身が説明できることへと後押ししてくれます．

第三者と効率的に協働できる

　研究計画書の内容は，論文や学会発表抄録，報告書などの研究成果の内容の一部になります．また，研究を始める前に必要な研究倫理審査の申請にも，研究計画書が必要です．よい研究成果を得るためには，当該研究が正当かつ実行可能かを研究開始前に検討することが求められるため，職場の同僚や他部署・他職種の人たち，研究者，研究資金提供者など，関係者と相談し，アドバイスや協力を得ることは重要です．その際，研究計画書を用いることが効果的かつ効率的です．特にCMCは，必ずチームで行います．チーム内で研究に関する共通認識や合意形成，意思統一がなされることは必須であり，そのためには，研究計画書を共有することが有効です．

　また，研究計画書を作成する中で，改めて研究参加者の立場で研究全体を吟味することができ，倫理的な配慮を確認できます．CMCでは，データ提供者はケア実践者ですが，先述の通りケアの受け手(患者，家族ら)に対しても事例研究を行う

6章　研究計画書の作成と倫理的配慮　　101

ことについて事前に説明し，同意を得ることをお勧めしています．研究計画書を作成することで，ケアの受け手の立場としても研究全体を吟味できます．研究に関する場所の借用や関連資料の閲覧などで許可を得ることが必要な際にも，研究計画書をもとに依頼書が作成できますし，さらに研究資金の獲得のための申請書も，研究計画書から作成することができます．

　ここまで，研究計画書の作成について述べてきました．次節からは，事例研究を実施する際の倫理的配慮の考え方，および同意を得るための具体的な方法について解説していきます．

文献
・グローブ，S.K.，バーンズ，N.，グレイ，J.R.著，黒田裕子，中木高夫，逸見功監訳(2015)．バーンズ＆グローブ　看護研究入門―評価・統合・エビデンスの生成，原著第 7 版．エルゼビア・ジャパン，p.175.
・ホロウェイ，I.，ウィーラー，S.著，野口美和子監訳(2006)．ナースのための質的研究入門―研究方法から論文作成まで，第 2 版．医学書院，p.33.
・宮﨑美砂子，北山三津子，春山早苗，田村須賀子編(2023)．最新公衆衛生看護学，第 3 版 2023 年版総論．日本看護協会出版会，p.336.
・野中郁次郎，紺野登著(2003)．知識創造の方法論―ナレッジワーカーの作法．東洋経済新報社，p.173.

（雨宮有子）

倫理的配慮

　臨床研究を行う場合には，人を対象とする医学研究に携わるすべての関係者が順守すべき事項としてまとめられている『人を対象とする生命科学・医学系研究に関する倫理指針』[*1](以下，指針)およびその規定の解釈や具体的な手続きの留意点を説明した『人を対象とする医学研究に関する倫理指針ガイダンス』[*2](以下，指針ガイダンス)(指針，指針ガイダンスともに文部科学省，厚生労働省，経済産業省，2021)を用いて，倫理的配慮の適切性について判断がなされます．一方，事例研究の倫理的配慮については，この指針に関する捉え方が多様であることから，所属組織の倫理審査委員会に相談しながら進めることを私たちは提案しています．その際に，倫理審査委員会から「事例研究は対象外」という回答が得られた場合でも，私たちは，以下の 4 点が事例研究を進めていくうえで重要であると考えています．これらについて，研究を行うときの配慮として，指針などを用いながら説明します．

＊1　https://www.mhlw.go.jp/content/001077424.pdf
＊2　https://www.mhlw.go.jp/content/001237478.pdf

表 6-1　倫理研究学習サイトの例（2025 年 1 月現在）

- 公正研究推進協会（Association for the Promotion of Research Integrity：APRIN）e ラーニングプログラム（有料）
https://www.aprin.or.jp/e-learning/eaprin
- 日本学術振興会の研究倫理 e ラーニングコース（eL CoRE）
https://elcore.jsps.go.jp/top.aspx
- 臨床研究に携わる人の e ラーニングサイト　ICR 臨床研究入門
https://www.icrweb.jp/my/index.php

・e ラーニングなどで倫理的な配慮に関する知識を得る
・倫理審査を受ける
・同意を得る（インフォームド・コンセント，適切な同意）
・個人情報の加工を行う

e ラーニングなどで倫理的な配慮に関する知識を得る

　まず，事例研究において必要となる倫理的配慮の意味や方法に関する知識を持っていることが必要です．そのため，自主的に e ラーニング（**表 6-1**）などで最新の情報や知識を得て，研究を進める過程においても，事例研究で，ケアの受け手やその家族といった周囲の人に不利益を生じていないかを考えることが重要です．

▶ 継続的学習の重要性

　指針および指針ガイダンスは毎年一部改正がされています．そして，指針は研究者の責務について「研究の実施に先立ち，研究に関する倫理並びに当該研究の実施に必要な知識及び技術に関する教育・研修を受けなければならない」（指針ガイダンス，2024 年 4 月 1 日一部改訂，p.48）としています．研究者は，継続的な学習によって倫理指針に関する情報を更新し，取り組もうとする研究で誰にどのような侵襲を伴う可能性があるのかを考え，同意の方法や研究手順を検討する必要があります．

倫理審査を受ける

　倫理審査についての考え方は，所属施設の倫理審査委員会や医療機関，大学，学会などの事情により多様です．しかし，研究者の責務として，倫理審査を受け，研究の対象となる人への不利益についての検討と計画の承認を受ける必要があると考えます．それは，CMC があるケア提供者の実践と研究チームメンバーが経験した実践に対する意味や意図・コツを紐づけて言語化し，共有可能とするため，

6 章　研究計画書の作成と倫理的配慮　　103

個人情報が表現される可能性が高く，十分な配慮が必要となるからです．それゆえに，倫理審査では，同意を得るプロセスや個人情報保護の方法，研究プロセスにおいて対象となる人に不利益がないかどうかが焦点になります．また昨今，研究論文として発表するためには，研究倫理審査を受けることが前提になっています．研究終了後に倫理審査を受けることはできません．この点からも，「事例研究」として倫理審査を受けることが必要です．

そこで，事例研究の倫理審査にあたり生じやすい悩みと，それについての考え方や対処を説明します．

▶ 倫理審査における事例研究の位置づけ

指針ガイダンスでは，「事例研究」という表現ではなく，「症例報告」という言葉が用いられ，指針におけるその位置づけを説明しています．「傷病の予防，診断又は治療を専ら目的とする医療」は研究に該当しないとし，該当しない場面の例として「以後の医療における参考とするため，診療録を見返し，又は退院患者をフォローアップする等して検討する」ことや，「他の医療従事者への情報共有を図るため，所属する機関内の症例検討会，機関外の医療従事者同士の勉強会や関係学会，医療従事者向け専門誌等で個別の症例を報告する（いわゆる症例報告）」などを挙げています（指針ガイダンス，pp.5-6）．

ここで，CMCは「いわゆる症例報告」なのか，についても考えておく必要があります．症例報告は，主に疾患や症状により深く焦点を当ててまとめたものになります．しかし，CMCは，ケア実践に焦点を当てて，実践の意味や意図を可視化・共有可能にする研究です．さらに，ケアの受け手やその家族の生活や価値観といった情報を詳細に示さざるを得ない状況もあることから，一層の倫理的配慮が求められると考えます．それゆえに，事例研究として倫理審査を受けることで，ケアの受け手やその家族とともに研究チームメンバーも保護する必要があります．

指針ガイダンスでは，「特定の活動が『研究』に該当するか否かについては，一義的には当該活動を実施する法人，行政機関，個人事業主の責任で判断するものであるが，判断が困難な場合には，この指針の規定する倫理審査委員会の意見を聴くことが推奨される」と明示されています（指針ガイダンス，p.6）．事例研究を行うにあたり，まずは倫理審査委員会に，事例研究を行いたいこと，審査の必要性について相談することをお勧めします．

▶ 倫理審査の対象外となった場合の対処

CMCにおいて，研究対象は，ケア実践者の実践です．事例研究を行うにあたり，ケアの受け手や，その家族といった周囲の人のプライバシーや尊厳を守ることが必要です．CMCの特徴を倫理審査委員会に明確に伝え，仮に事例研究の取り組み

が倫理審査の対象外と判断されたとしても，研究のプロセス(同意を得る方法や個人情報の取り扱い，加工など)における倫理的配慮について倫理審査委員会の意見を得て，妥当な方法で研究に取り組むことが重要です．その相談過程自体が，倫理審査委員会の考えが反映された研究であることの保証になると考えます．

▶ 所属施設に倫理審査委員会が設置されていない場合の対処

しかし，審査を受けたくても自施設に倫理審査委員会がない場合や，すぐには委員会の体制を整えられないこともあると思います．そのような場合は，各県の看護協会や，自身の研究の発表や投稿を検討している学会の倫理審査委員会に審査を依頼できるか相談することができます．審査を受けるにあたっての条件は，各都道府県看護協会や学会のホームページで公開されており，必要な手続きが確認できます．また，近隣の看護大学の教員とともに事例研究に取り組み，その大学の倫理審査を受けるのも方法の1つです．

同意を得る(インフォームド・コンセント，適切な同意)

CMC において，研究対象はケア実践者の実践になります．しかし，実践を明らかにするためには，ケアの受け手の疾患や状態，大切にしていたことや，具体的発言，家族の状況など，個人を特定できる情報が含まれざるを得ません．そのため，ケアの受け手やその家族といった周囲の人が，研究者から研究説明書(図6-2)を通して研究の説明を受け，本人の自由意思に基づく形で研究への参加を表明してもらう必要があります(図6-3)．なぜなら，上記の個人に関する情報を，個人が識別できないよう加工につとめても，事例のもつ文脈から，どうしても加工しきれない可能性があるからです．もしも，研究としてまとめられた論文をケアの受け手やその周囲の人が読み，不快に感じるような状況が生じた場合，それは，ケアの受け手にとっての不利益です．

私たちは研究の同意を得ることについて，以下の3点を提案します．すなわち，同意を得る方法，同意を得る内容と研究としてまとめた結果の開示，同意を得る対象です．

なお，いったん同意をした後でも，同意を撤回することが可能であると説明することも，同意を得ることとともに必要となります(図6-4)．

▶ 同意を得る方法

指針で同意を受ける方法を判断する際には，その研究の対象者への侵襲や介入の有無，要配慮個人情報を用いるかどうかがポイントになります．CMC は前述の通り，個人を特定しうる情報を含む可能性があるため，以下のインフォームド・

研究説明書
研究課題名：○○○○

Ⅰ．研究の概要
　1）研究目的：
　2）研究意義：
　3）研究方法：
　　（1）研究期間：
　　（2）対象者の選定の理由：
　　（3）情報の利用方法：
　4）研究体制
　　（1）研究責任者：氏名○○　　○○
　　（2）共同研究者：氏名○○　　○○

Ⅱ．ご協力いただきたい内容と方法：口頭（電話）でのインフォームド・コンセント
　患者さんの診療情報から入院中の情報を収集させていただきます．
　お電話で本研究のご承諾がいただけた場合に，郵送で研究説明書，同意書，同意撤回書，返信用封筒を郵送させていただきます．
　お手元に到着した，説明文章を改めてご確認いただき，ご同意いただける場合は同意書をご返信ください．
　説明文章を改めてお読みいただいたとき，あるいは，その後に同意を撤回したいと思われた場合は，同意撤回書をご返信ください．

Ⅲ．個人情報保護について
　公表に際し，患者さん個人が特定されないように(個人情報保護のために)，次のような配慮・工夫をします．
　　氏名：お名前と関係ないローマ数字などを用います．
　　生年月日及び住所：提示しません．
　　年齢：「○歳代」「○歳以上」などのおおよその形で提示します．
　　日付：「X年2月」といった，具体的な年代はわからない書き方にします．
　　地名：医療機関や地域名などは，「A病院」「B訪問看護ステーション」などの記載を用います．
　　家族歴・職業歴など：事例研究に必要不可欠な事項に限定します．

Ⅳ．研究結果の取り扱い
　得られた研究結果は専門学会，学術専門誌を通じて発表します．
　例：学会でのスライドでの口頭・ポスターでの発表，看護学雑誌への文章での報告
　＊発表の際，対象となった皆様の個人が特定されないようにⅢでお示しした配慮・工夫をいたします．
　＊研究成果についてはお知らせすることができます．

Ⅴ．研究協力の任意性と同意撤回の自由
　この研究への協力は，あなたの自由意思で強制ではありません．同意しなくても，あなたへの不利益はありません．また，一旦同意した後でも，同意を取り消すことができます．お渡しした書式「同意撤回書」(➡図6-4)にご署名のうえ，研究者に郵送いただければ，診療情報，得られた結果を廃棄し，以後，研究には使用いたしません．ただし，同意を取り消した時にすでに研究結果が論文などで公表されている場合は，その研究結果については廃棄することができませんのでご了承ください．

（つづく）

図6-2　研究説明書（模擬事例）

VI. 研究に協力することによる利益と不利益

　本研究に協力することにより，あなたが個人として直接的に受ける利益はありません．しかし，本研究によって解明された成果を社会へ還元することにより，今後の看護実践や医療の発展につながることが期待されます．次世代の利益になると理解していただきたいと考えます．

　個人情報が外部に漏れた場合，プライバシーが侵害される恐れがあります．そのため個人情報については前述のような厳重な管理をおこないます．

VII. 研究終了後の資料の取り扱い方針

　カルテから得られた情報は，この研究のためのみに使用します．研究終了後，5年間保管した後，完全に消去いたします．

VIII. あなたの費用負担

　本研究へのご参加への説明やご同意を頂いたことで，あなたに重大な心理的負担が生じた際には，対応をご相談の上，医師や臨床心理士などの専門家にご紹介いたします．なお，専門家への受診に際し，生じる費用については，負担させていただきます．

IX. その他

・この研究に関する費用は，○○から支出されています．
・この研究は，○○倫理審査委員会で承認され，許可を受けております．

以上の点をご理解いただいた上，研究へのご協力をお願い申しあげます．なお，ご質問等があればご遠慮なくお尋ねください．

【問い合わせ】
〒○○　　　　住所　○○○○
氏名：
電話：
メールアドレス：

図 6-2　（つづき）

コンセントが必要であると考えます．

❶ インフォームド・コンセント

　研究の実施に関するケアの受け手の同意．研究の説明を十分に受け，それらを理解したうえで，自由意思に基づいてなされます．

　　→書面あるいは口頭，電磁的方法（直接対面でパソコンなどの映像を確認しながらなど）を用いて，研究説明書に基づき十分な説明を行ったうえで，研究の実施に関する同意を得ます．研究に関する質問を受ける機会をもつこと，同意は研究対象者に確認することが必要です．口頭で同意を受けた場合は説明の方法や内容，同意についての記録を作成します．

❷ ケアの受け手と，死去，退職，転居などにより連絡が取れない場合

　　→指針ガイダンスでは，「死者の情報については，要配慮個人情報に相当する情報の漏えい等があった場合等，親族への影響が否定されない場合には，当該親族への通知等が必要となる」という記載があることからも，前述の通り個

同意文書

研究課題名：

研究者名　殿

　私は「研究課題名○○」を行うため，私の診療情報を含む情報を活用することについて，説明者から説明を受け，その目的，個人情報の保護等について十分理解しました．

<u>説明を受け理解した項目(該当する項目の□にご自分で✓を付けて下さい)</u>
- □　研究の目的や方法等の研究の概要
- □　研究に協力する内容と方法
- □　診療録情報を使用されること
- □　プライバシーを保護する方法
- □　研究結果の取り扱い
- □　研究には自分の意思で協力すること
- □　いつでも同意が撤回できること
- □　研究協力者の利益および不利益
- □　研究終了後の資料の取り扱い方針
- □　費用負担について
- □　その他について

説明年月日：
　令和＿＿＿年＿＿＿月＿＿＿日　　説明者氏名(自署)　○○○○

同意年月日：
　令和＿＿＿年＿＿＿月＿＿＿日　　同意者氏名(自署)　○○○○

【問い合わせ】
氏名：
〒○○　　　　　　　住所　　○○○○
電話：
メールアドレス：

図6-3　研究同意書（模擬事例）

　人の情報を含めざるを得ないCMCにおいては，同意を得ずに公表された研究内容を読んだ親族などへの影響がある研究は避ける必要があると考えます．例えば，親族にとっては，ケアの受け手と医療者との関係構築に苦慮した過程や，認知症やせん妄といった状態への支援の状況などが公表されることは，つらい経験の想起や状況理解の食い違いといった問題につながる可能性があります．研究者はこれらを念頭に置いて研究に取り組む必要があります．

```
                              同意撤回書

 研究課題名：


 研究者名　殿


　 私は，「研究課題名〇〇」への協力について同意しておりましたが，以下の項目についての同意を撤回いたし
 ます．（該当する項目の□にご自分で✓をおつけください．）


　　　 □　診療録情報を使用されること

 同意撤回日：
　　 令和_____年_____月_____日　　 同意撤回者氏名（自署）　〇〇〇〇

 撤回受理日：
　　 令和_____年_____月_____日　　 受理者氏名（自署）　〇〇〇〇


　＊撤回書は下記の宛先までご郵送をお願います．

                                        【問い合わせ】
                                        氏名：
                                        〒〇〇　　　　　 住所　　〇〇〇〇
                                        電話：
                                        メールアドレス：
```

図 6-4　同意撤回書（模擬事例）

▶ 同意を得る内容と，研究としてまとめた結果の開示

　　ケアの受け手あるいは代理人は，研究者から説明を受けても，研究としてまと
められた成果物である論文などを具体的に想像することは難しいでしょう．指針
には，個人情報の取り扱いとして，加工する場合はその方法，仮名加工情報[*3]ま
たは匿名加工情報[*4]を作成する場合はその旨を記載することが書かれています
（指針，p.13）．学会側の対応例としては，日本精神神経学会倫理委員会は 2018 年

＊3　仮名加工情報：他の情報と照合しない限り特定の個人を識別できないように個人情報を加工して得られた個人に関する
　　情報（個人情報保護法 2 条 5 項）．対照表と照合すればわかる程度の加工．
　　▶〈加工方法〉特定の個人を識別できる記述の全部または一部を削除する，個人識別符号の全部を削除する，不正に利用
　　　されることにより財産的被害が生じるおそれがある記述などの削除をする．
＊4　匿名加工情報：特定の個人を識別できないように，個人情報を復元不可能な形に加工して得られた個人に関する情報（個
　　人情報保護法 2 条 6 項）．
　　▶〈加工方法〉特定の個人を識別できる記述などの全部または一部を削除する，個人識別符号の全部を削除する，個人情
　　　報と連結する符号を削除する，特異な記述を削除する（例：年齢が 115 歳という情報を 90 歳以上と表現する）．

6 章　研究計画書の作成と倫理的配慮

の投稿論文から，症例を提示した論文では本人の同意取得を原則とし，プライバシー保護に関して，『症例報告を含む医学論文及び学会発表におけるプライバシー保護に関するガイドライン』の改訂をしています．また，『個人情報の保護に関する法律についてのガイドライン』(2016)（以下，個人情報保護法ガイドライン）にも記述されている例示として，「氏名，イニシャルなどは記載しないこと」「住所の記載をしないこと」「顔写真の提示の際に目を隠すなどの配慮をすること」「要配慮個人情報である病歴の記述方法として診療科名の記載をしないこと」などがあります．また，研究の信頼性の確保として，研究対象者にも研究結果を開示することが記載されています．さらに個人情報の観点からは，例えば雑誌の *BMJ*(*British Medical Journal*)では，症例報告を投稿する前に研究対象者の原稿の確認と同意が必要であり，*BMJ* のホームページでは同意書（日本語版もあり）の様式も掲載されています[5]．研究対象者に対し，出版物が自身について書かれたものであることが広く知られる可能性があることについて，理解を問う内容となっています．現状では，CMC において，投稿する論文の内容をケアの受け手やその家族などに確かめてもらうことを必要な手続きにするまでには至っていません．ですが，ケアの受け手やその家族などに公表前の発表抄録や論文を読んでもらい，同意を得ることは重要と考えています．これは，看護学研究のあり方を大きく変えていくものだと考えます．

▶ 同意を得る対象

　研究対象をケア実践とするため，そこに関わった人は研究対象者になります．そのため研究者以外のケア実践者およびその所属先の管理者に同意を得る必要があります．また，ケアの受け手や，その家族といった周囲の人からも同意を得る必要があります．ケアの受け手に同意能力がないと判断される場合や，亡くなっている場合(➡107 頁)は，その家族などに代理人として同意を得ることになります．

❶ 所属の管理者・同僚に対して

　ケアの受け手と所属の管理者から同意が得られない場合には，事例研究を行うことは難しいと考えます．また，実践に携わった同僚らが同意しない場合，その人の関わりは事例研究に含めることができません．あるいは，文脈において個人を特定できない形に修正する必要があると思います．しかし，その場合，研究としてまとめたい事例の経過が読み手に伝わるかどうか，事実と齟齬がないかについて，十分な検討が必要となります．同僚に対する同意については，指導する側とされる側，上司と部下といった関係性から，自由意思で同意を決定することが難しい場合もあることを念頭に置く必要があります．『看護研究における倫理指

---

[5] https://authors.bmj.com/policies/patient-consent-and-confidentiality/

針』(日本看護協会，2004)にも，「直接の利害関係のある人が研究の説明・承諾に携わらない」という記載があります(日本看護協会，2004，p.17)．研究参加を拒否できるよう十分に配慮することが必要です．

❷ ケアの受け手やその家族といった周囲の人に対して

原則は，本人に同意を得ます．得られない場合には，代理人(代諾者)に同意を得ます．ケア実践時には研究として取り組むつもりはなかったが，後になって事例研究として探求したいと思う事例になることは珍しくありません．そのとき，ケアの受け手である人が亡くなっている場合も含めて，ケアの受け手に同意を与える能力を客観的に欠く場合には，その意思を代弁できる人に同意を得る手続きが必要になります．

個人情報の加工を行う

個人情報に関する用語や，個人情報の保護については，『個人情報の保護に関する法律』(個人情報保護法)およびそのガイドラインを参考にする必要があります．私たちは氏名や生年月日，日付といった記述については，関連付けのない記号(○○や△△)などを用いて加工する習慣があると思います．しかし，家族構成などは，必要な情報としてそのまま記述することが多いのではないでしょうか．しかしこれらの情報や文脈から，個人が特定されやすい状況が生まれることを忘れてはいけません．看護の知の共有のために，どこまで事例の詳細が必要になるのかは，事例研究の研究グループでよく吟味し，個人情報への配慮を十分に意識することが重要です．情報の加工や置き換えは指針ガイダンスや個人情報保護法ガイドラインが参考になるので，ぜひご参照ください．

おわりに

事例研究におけるインフォームド・コンセントを考えるうえで，医学研究のもととなる指針は，人を対象とする医学研究に関する倫理指針の国際規定としてつくられた『ニュルンベルク綱領』(1947)です．これを受けて世界医師会(World Medical Association：WMA)が採択した『ヘルシンキ宣言』(1964年採択，2024年改訂)には，基本的精神として，インフォームド・コンセントとともに被験者のプライバシー尊重について明確に示されました．また，国際医学団体協議会(Council for International Organizations of Medical Sciences：CIOMS)の『人間を対象とする健康関連研究の国際的倫理指針(International Ethical Guidelines for Health-related Research Involving Humans)』(1982年採択，2016年改訂)には，ヘルシンキ宣言よりもさらに具体的に，個人情報の守秘について示されています．

わが国では，研究に際して，本章で繰り返し触れてきた『人を対象とする生命科学・医学系研究に関する倫理指針』に則る必要があります．日本看護協会からも，

6章　研究計画書の作成と倫理的配慮　　111

2004年に『看護研究における倫理指針』が発表されています．また，研究におけるプライバシー保護の問題に関しては，『個人情報の保護に関する法律』(2003年公布，2023年改正)や『医療・介護関係事業者における個人情報の適切な取扱いのためのガイダンス』(2017年通知，2024年一部改正)が示されています．これらの指針は改訂が繰り返されているため，適宜情報をアップデートしておく必要があります．

文献

・ BMJ Author Hub．Patient consent and confidentiality(患者の同意と守秘義務)．
　https://authors.bmj.com/policies/patient-consent-and-confidentiality/
・ 厚生労働省ウェブサイト．研究に関する指針について．
　https://www.mhlw.go.jp/stf/seisakunitsuite/bunya/hokabunya/kenkyujigyou/i-kenkyu/index.html
・ 文部科学省，厚生労働省，経済産業省(2021)．人を対象とする生命科学・医学系研究に関する倫理指針．
　https://www.mhlw.go.jp/content/001077424.pdf
・ 文部科学省，厚生労働省，経済産業省(2021)．人を対象とする生命科学・医学系研究に関する倫理指針ガイダンス．
　https://www.mhlw.go.jp/content/001237478.pdf
・ 日本看護協会看護倫理検討委員会(2004)．看護研究における倫理指針．
　https://rinri.niph.go.jp/PublicPage/committeeguidelist.aspx?RinriInfoId=95097&RinriCode=22000243&RinriName=%E7%A0%94%E7%A9%B6%E5%80%AB%E7%90%86%E5%A7%94%E5%93%A1%E4%BC%9A&SettikikanName=%E5%85%AC%E7%9B%8A%E7%A4%BE%E5%9B%A3%E6%B3%95%E4%BA%BAE3%80%80%E6%97%A5%E6%9C%AC%E7%9C%8B%E8%AD%B7%E5%8D%94%E4%BC%9A&FileName=%E7%9C%8B%E8%AD%B7%E7%A0%94%E7%A9%B6%E3%81%AB%E3%81%8A%E3%81%91%E3%82%8B%E5%80%AB%E7%90%86%E6%8C%87%E9%87%9D&FileCode=129027
・ 日本精神神経学会(2018)．症例報告を含む医学論文及び学会発表におけるプライバシー保護に関するガイドライン．
　https://www.jspn.or.jp/uploads/uploads/files/activity/Guidelines_on_Privacy_Protection_in_Journal_Publication_and_Conference_Presentations_Including_Case_Reports_20221119.pdf

(山花令子)

第**3**部

「ケアの意味を見つめる事例研究」の

学術性

7章

「ケアの意味を見つめる事例研究」の学術性と査読

「ケアの意味を見つめる事例研究」(CMC)の方法を開発しながら作成した事例研究論文を，これまでにいくつかの学会誌に投稿し，いくつかの論文が掲載され，いくつかはリジェクトされました．査読の意見を読むと，著者側の説明の不十分があることも多かったのですが，実証主義的な研究の査読基準をCMCにあてはめることに無理があるのではないかと考えさせられることもありました．そこで本章では，CMCの学術性と査読について，私たちの考えと提案を述べます．

「ケアの意味を見つめる事例研究」論文の位置づけ

　まず，看護実践の事例研究の1つの例として，「ケアの意味を見つめる事例研究」（以下，CMC）で私たちが実現しようとしている論文の性質について述べます．事例研究の書き方には様々な方法がありますが，個別性の高い看護実践について事例研究論文を書く際には，以下に述べるCMCのめざしているものや論文としての特徴に，多かれ少なかれ通じる点があるように思われます．

　CMCが論文においてめざしているのは，ある実践が，ある特定の文脈においてどのように展開されたかを，実践者の視点をもとに，読者がその実践のカギとなるポイントを踏まえて追体験し理解できるように描き出すことです．そこから読者が触発され，世界観や患者観を更新し，新たなすぐれた実践が可能になることを企図しています．CMCの取り組みは，実証主義に基づく研究とは大きく異なり，その違いは，佐野(2019)が説明している以下のような対比に相同するのではないかと思います．ここで実証主義に基づく研究は「古典的形而上学」，CMCは「メルロ＝ポンティの考える形而上学」にそれぞれ該当します．

> 　古典的形而上学とは，一言でいえば普遍的概念についての考察である…(中略)…古典的形而上学は(このような)普遍的概念から出発して，いわば天下り式にわれわれの個別具体的生を再構築しようとする．それに対して，メルロ＝ポンティの考える形而上学とは，われわれの個別具体的生を表現を通して「明示化」しようとする企てのことである．(佐野, 2019, p.214)

　CMCは，実証主義に基づく研究のように普遍的概念について語りたいのではありません．個別事例の詳細を，表現を通して明示化することをめざしています．この際に難しいのは，言葉を使って個別具体的生(看護実践)を明示化しようとすると，そこで使用する言葉によってかく乱される，すなわち，選んだ言葉のもっている既存の定義が前面に押し出されることによって，個別具体的生のほうが「姿を消して」しまいがちであるという点です．佐野の指摘は，私たちがCMCで経験する困難と近似しているようにみえます．

> 　個別具体的な私自身について反省しようとする私の企ては，「表現されたものの前で姿を消す」言語の特性によって絶えず本来の目標からそらされてしまう…(中略)…．われわれの，個別具体的生というものは，大抵の場合，言語的に構築された諸々の概念によって覆い隠されてしまっているということである．(佐野, 2019, p.215)

　このように，言葉がすでにもっている定義やイメージに邪魔されて，示したかった生そのものがみえなくなってしまう，という状況は，グラウンデッド・セ

オリー・アプローチなど質的研究を用いてカテゴリーづくりをする際にもしばしば経験されることでした．しかし，広く的確に自分たちの伝えたいことを伝えるには，現在のところ，言語がベストの手段と思われます．というのも，言葉は既存の意味を私たちに押し付けるだけでなく，個別具体的な生に即した表現を私たちが見出そうと努力するときに，言葉に新たな意味が付与され，それをもとに私たちの理解が更新されるからです．言葉に内在している閉鎖性と開放性は，質的研究の遂行において常に念頭に置く必要があると考えられます．そのようなわけで，CMC では，言葉にならない実践を何とか言葉にして，論文にしようと試みています．

看護実践の事例研究の学術性

このような意図をもって事例研究論文を作成する場合，実証主義に代わる知のスタンスの中で，その学術性をどのように考えたらよいでしょう．**表7-1** は，実証主義に基づく定量的研究と，実証主義に近い考え方での定性的研究(Lincoln & Guba, 1985；宮田，大久保，吉江，甲斐，2011)，社会構成主義に基づくグラウンデッド・セオリー(Charmaz, 2014)が主張する学術性確認のための概念と，CMC で確認すべき学術性を比較するために，筆者が作成したものです(2024 年 12 月現在)．これらは厳密に対応するものではありませんが，概念的に近似すると思われるものを同じ列に並べて比較しやすくしました．ここでは，CMC の経験をもとに，これまでの査読で指摘された回数が多い順に，① 客観性，② 再現(可能)性，③ 一般化可能性，④ 新規性，⑤ 内的妥当性について検討しました．なお，ここで論じる学術性はそのまま CMC の質の指標となります．

① 客観性

「客観」とは，「1．観察・認識などの精神活動の対象となるもの．2．主観から独立して存在する外界の事物．客体．3．当事者ではなく，第三者の立場から観察し，考えること」を指します(デジタル大辞泉, 2020)．そして「客観性」は，「客観的であること．誰もがそうだと納得できる，そのものの性質」(デジタル大辞泉, 2020)とあります．私たちの追求したい知が，看護師自身を当事者とする，当事者の主観からみた経験の明示と共有であることを踏まえると，CMC においては客観性という判断基準自体があてはまらないことがわかります．CMC だけでなく，例えば社会構成主義や現象学に立脚して実施される研究でも，この要件を満たすことは原理的に困難であることがわかります．

客観性に代わり学術性として配慮できるのは，たとえ主観といえども，他者がその人の主観になるべく近く追体験できるように努力することでしょう．つまり，

表7-1 「ケアの意味を見つめる事例研究」(CMC) の学術性

実証主義的研究 (定量的研究)	実証主義に近い定性的研究 (Lincoln & Guba, 1985；宮田, 大久保, 吉江, 甲斐, 2011)	構成主義的グラウンデッ ド・セオリー (Charmaz, 2014)	CMC
			良き実践 Good Practice ・ケアの意味を問うことができる か. 対象者になんらかの「望ま しい」変化・展開を導出してい るか ・倫理的な意味で本来的に good practice(すぐれた実践)か
客観性 Objectivity	確証可能性 Confirmability ・監査記録 ・監査経過 ・研究者・研究参加者の文脈 の記述	記述なし	**理解可能性 Understandability** ・その事例の文脈を踏まえて実践 の展開の様子を十分に詳細に記 述し, その中での実践者やケア の受け手の認識や意図, 感情な どを読者が理解・納得できるよ う記述されているか
再現(可能)性 Reproducibility 信頼性 Reliability	一貫性 Dependability ・信用性の高さ ・トライアンギュレーション ・段階的複製 ・データ収集の再現可能性 ・データ解釈の再現可能性	記述なし	**正確性・合意性** ・基本的な事実関係を記録などで 確認したか ・複数の研究メンバーによる検 討・合意でバランスの取れた解 釈になっているか
一般化可能性 Generalizability 外的妥当性 External validity	転用可能性 Transferability ・厚い記述	有用性 Usefulness ・人々の利用できる汎用的 なプロセスや暗黙の含意 があること, さらなる研 究を喚起すること, 知識 およびよりよい世界に貢 献できること	**触発性 Inspirability** ①読者に該当事例を追体験する ことを可能にし, 間主観的な 共通理解が生まれ, ②追体験が自分の実践とのアナ ロジーを可能にし, 自分の実 践を再構成して揺さぶられ,
新規性 Novelty		独創性 Originality ・新鮮さ, 新しい洞察, 新 しい概念生成, 知見の有 意義さ, 現在のアイデア への挑戦・拡張・改良	③そこから読者に変化(知覚・理 解の更新・拡張)が起きるか
内的妥当性 Internal validity	信用性 Credibility 信用性の高い知見が得られる 確率を高める積極的な取り組 み ・同僚との振り返り Peer debriefing ・反例分析 Negative case analysis ・参照の適切性 Referential adequacy ・メンバーチェック Member checks	信用性 Credibility ・親しみやすさ, データの 十分性, 系統的比較, 概 念の網羅性, 論理性, 独 自評価の根拠 共鳴性 Resonance ・描写の充実, 当たり前と 思われていた意味の解明, 集団と個人のリンク, 意 味をなし, より深い洞察 に至るか	**迫真性(リアリティ)** **Verisimilitude** ・大見出し・小見出しは実践を的 確に表しているか. ・経験の記述はリアリティがあり 十分か

(2024年12月現在)

「**理解可能性**(Understandability)」の確保が目的となります(フォン・ウリクト，1984 [1971]，p.211)．そのためには，研究チームを構成する複数の「主観」を対話により絡み合わせて，これまでの人生の文脈や価値観をある程度まで意識化したうえで記述することにより，実践者がどのような文脈のもとでこのような主観的経験をもつに至ったかを，読者がよりよく理解できるようにする努力は可能であり，必要でしょう．CMC は，多忙な臨床家が気軽に読めるよう一般の学術論文程度の長さを想定しているため，膨大なページ数で記述することはできませんが，実践者やケアの受け手に関する一定の説明は必要と考えています．この点は，宮田ら(2011)の主張に一致します．

② 再現（可能）性

　「再現性」とは，「1. 科学実験などにおいて，所定の条件や手順の下で，同じ事象が繰り返し起こったり，観察されたりすること．2. 写真や印刷物，ディスプレーなどの画像出力装置における画質．とくに色や質感の正確さ，または意図したとおりの表現が実現していること」を指します(デジタル大辞泉, 2020)．この再現が可能であることを保証するのが「再現可能性」です．この再現可能性は，研究の複数の側面に関して吟味が必要です．宮田ら(2011)は，データ収集の再現性とデータ分析に関する再現性を区別して論じています．さらに実践の事例研究に関しては，データ収集の再現性は，「実践で何が起こったか」に関する再現性と，「実践に関してどのように言葉にしたか」の再現性を区別して論じる必要があります．

　まず，「実践で何が起こったか」に関する再現性については，看護実践の事例研究は多様な生活歴をもつ看護師とそのケアの受け手が出会い，特定の状況の文脈において相互作用をもつ一回性が特徴であり，科学実験のように，完全に文脈を揃えて同じ事象が繰り返し起こるかを確認できる性質のものではありません．この部分に関する再現性は，CMC やその他の実践に関する研究には該当しません．そして，「実践に関してどのように言葉にしたか」に関する再現性にも，一回性の特徴があります．すなわち，過去の実践を振り返りそれを言葉にする「問われ語り」の過程も，また多くの質的な半構造化インタビューでも，そのときに集まった人(人々)の多様な文脈と，その際に対話が発生した特定の文脈により，どのようなデータが収集できるかには大きな多様性があります．そして看護実践とは，このように一回性の「語り」の形をとらなければ引き出すことのできない実践である(西村，2016，p. vii)ことから，CMC やその他の経験に関する研究に，この再現可能性の基準を使用することはできないでしょう．

　一方，データ分析に関する再現性はどうでしょう．実証主義的な考え方では，データ分析に関する再現性は，複数の研究者が分析して同様の解釈が行われ一致する，あるいは，1 人の研究者が時を挟んでデータ分析しても同じ解釈に至る，ということを確認します．これに関しても，CMC やその他の経験に関する分析で

は，その確保を求めることはあてはまりません．経験は，それを経験しているときには言葉が付いておらず，それらについて後になってから何とかして言葉にするということは，その後の多くの経験によって変容してしまった自分が，「かつて一度も現在であったことのない過去を(新たに)構成すること」なのです(佐野，2019，p.191)．さらに，対話を進めるうちに，他者からの発言をもとに，過去の経験に関する解釈も継続的に変化します(経時的更新性)．このように考えると，これらの再現性の議論そのものが，CMCにはそぐわないことがわかるでしょう．

　一方で，そのような中でも学術性の確保のために検討できることはあるように思われます．まず，「いつ手術を受けたか」「いつ退院したか」といった基本的な事実関係を確認することはできます(**正確性**)．これは看護記録などにより正確性を確保する手続きが可能ですし，必要でしょう．また，データの解釈については，実践者が1人で解釈することによって，その実践者個人の文脈だけに影響を受けた系統的な解釈のずれ(宮田ら，2011)が発生する可能性があります．これについては，複数の研究メンバー(チーム)による継続的な検討と，その中での解釈の共有や合意の手続きを経て，よりバランスのとれた，読者の共感と追体験を助ける解釈を確保することができるでしょう(**合意性**)．

③ 一般化可能性

　「一般化」とは，「1. 広く行き渡ること．また，全体に通用させること．2. 論理学で，さまざまな事物に共通する性質を抽象し，一つの概念にまとめること」を指します(大辞泉，第2版，2012)．この一般化が可能であることを保証するのが「一般化可能性」です．一般化可能性という用語は量的研究に用いられることが多く，これを確認するための統計手法が確立しています．質的研究ではそのような統計手法を用いないことから，「一般化可能性」に対応する用語として，「転用可能性」という用語が使われます(齋藤，2018；Lincoln & Guba，1985)．しかしLincoln & Gubaの述べる転用可能性は，知見が生まれた文脈を「分厚い記述(thick description)」により明示し，類似の文脈であればその知見の「転用」を可能とするアプローチである一方，CMCの場合は文脈も完全に固有で知見そのものとの切り分け自体が難しく，文脈の類似性が知見の転用可能性を保証する根拠にも乏しいです．さらに，CMCでは，後述するように読者の準備性により知見の受け止めに多様性が生じる可能性があることからも，既存の「転用可能性」を問うには限界があります．

▶「触発性」の提案

　一般化可能性や転用可能性に限界があるにもかかわらず，事例研究の重要性が広く認められ，実施され，事例検討会などへの出席や，事例研究を読むことによって「何かを学んだ」という気持ちになるのはなぜでしょうか．一回性を特徴と

著者らの仕事

1. **ナラティブ・語り合い・問われ語り**：意識化/言語化されていない経験の意識化/言語化
2. **メタファー化**：統合的な経験の中で浮かび上がる実践を表す言葉をあてはめる
3. **触発**：共感性・世界観の更新と新たな「意味」の知覚
4. **「大見出し」「小見出し」創り**：メタファー化を踏まえつつ実践の意図・意味・コツに焦点化
5. **再ナラティブ化**：「大見出し」「小見出し」に統制された実践者による詳細な一人称の記述

読者らの仕事

6. **追体験**：著者との間主観的な経験の共有
7. **触発**
   - **深い理解**
   - **アナロジー(類推)**：読者の中に蓄積された **経験の再構築**
   - **世界観・患者観の更新と新たな「意味」の知覚**
8. **行動変容**：更新された世界観・患者観・コツに基づく実践への新たな取り組み

9. **共有化**：人々の間での**世界観の拡張 (普遍化)**

図7-1 「ケアの意味を見つめる事例研究」の普遍化の過程

する事例研究が，次なる実践の参考になると感じるのは，どのような働きによるものなのでしょうか．私たちは事例研究のもたらす知には，一般化可能性や転用可能性によらない，臨床の知の普遍性獲得のプロセスがあると考えました(**図7-1**)．特に，図の下の部分が，事例研究の普遍性へのプロセスとして特徴的です．事例を語り合ったり，事例研究論文を読んだりすることによって，読者らが著者らとのあいだに，共感性の高い間主観的な共通理解をもち，その経験から読者らが触発され，これまでの自分の事例を更新された認識をもって捉え直すこと，さらにそこから患者観・世界観が変わってゆくことがあります．事例を読んで，著者の実践を追体験し，そこから「私にもこんな経験がある！」とアナロジー(野中，竹内，1996)を想起し，「あのときの経験は，こういうことだったのか！」と，過去の経験に関する見方が変わります．それをもとに，次なる実践において患者の見方，世界の見方が変わり，看護実践自体も変容します．このプロセスの基盤は，事例研究の中の見出しや記述が読者に対してもつ「触発性」であり，この「触発性」を，事例研究の学術性を評価するための基準として提唱したいのです．触発性に基づく実践の変容は，例えば，褥瘡に対してエビデンスをもとに新たなドレッシング材を使う，というような実践の変容とは異なりますが，新しいドレッシング材を使えるようになるのと同様に，実践者の学びとして重要ではないでしょうか．

　事例研究の特徴の1つは，しかし，読者の準備性により多様な受け止めが想定されることです．このため「触発性」の要件を，著者だけで保証できる手続きとして確立するのは難しいことです．同じ論文を読んでも読者の受け止めは個別に異なる部分があるからです．意識化していない実践を意識化/言語化し，メタファーを創り，詳細な一人称の記述で読者の理解と追体験を可能にする努力までは，著者が行うことができます．しかし，記述から自分の経験した例とのアナロジー(類推)を見出したり，そこから洞察をもち新たな「意味」を知覚したりするのは，1人ひとりの読者です．佐野(2019)も，メルロ＝ポンティの著作に基づき，以下のよ

うに書いています.

> あらゆる表現は,それが受容者に意味を伝達することに成功したならば,実際に意味を有している.しかし,表現が受容者に意味を伝達する以前に,この表現は意味を有している(のだから間違いなく意味を伝達してくれるはずだ)と断言することはできない.伝達の可能性は表現が意味を有しているという事実によって開かれるが,表現が意味を有しているという事実は伝達が実際に成功したという事実によって事後的に確立されるにすぎない.(佐野,2019,p.195)

　一方,だからといって,看護実践の事例研究において,その意義を理解できるかどうかは読者の準備性によるのだから,著者としては触発性確保の努力をしても無駄,ということはないでしょう.CMCでは,まず,「大見出し(意識されにくく,隠されていた実践の「意図」のようなもの)」「小見出し(見えにくいけれど,先輩には体得されている「コツ」のようなもの)」という,実践のエッセンスを凝縮したメタファーなどの表現を使って全体の枠組みを説明することで,読者の直感的な理解を得やすくする努力をします.そして,実践経験の記述においては,実践者である著者自身が自分の経験についてなるべく詳細に感情を含めて記述することで,読者に追体験をもたらします.これが可能になるように,CMCでは,実践者自身がこうした記述をすることを推奨しています.これらの,直感的理解を得やすくする見出しと詳細な記述の組み合わせが,「理解可能性」を深め,自分自身が経験した事例とのアナロジー(類推)を読者に引き出し,そこから触発が起きやすくするようなしかけです.

　前述のように,読者の準備性に負うところのある触発性については,このようなしかけづくりをしても,100％の読者に同様の触発を期待することは困難です.このような実践の知の特徴を,看護学の知として研究者集団が認め合意を形成できれば,実践の事例研究の査読は大きく変化するでしょう.

④ 新規性

　事例研究にとって「何が新しいのか」という問いは,しばしば悩ましいものです.看護実践の事例研究の多くは,単なる表面的な出来事の記述ではないにもかかわらず,そのように読まれて「新規性がない」と指摘されることがあります.実証研究と同様の視点で読まれてしまうと,そのような結論になるかもしれません.冒頭でも述べたように,実践の事例研究が実現しようとしているのは,ある実践が,ある特定の文脈においてどのように展開されたかを,実践者の視点をもとに,他者がその実践のカギとなるポイントを踏まえて追体験できるように描き出すこと,そのような記述を他の実践者が共有することによって,自らの実践とのアナロ

ジーを形成し，そこから内省を得て触発され，それまでの見方と異なる患者観・看護観・世界観へと認識を更新すること，そのような更新された世界観のもとで次なる実践に向かい，実践が変容することです〔**触発性(Inspirability)**〕．読者の実践を変容させることができた場合に，その事例研究論文に新規性があると主張できるのではないでしょうか．よって，CMC の新規性は，一般化可能性と同様に，読者が読後に，どのように実践をこれまでと異なる形で展開するようになるかによって，事後的に確認されるよりないのです．

　さらに，このような事例研究の新規性は，すべての読者に同様に認めることは難しいです．実践の意味や，それが対象者に与える意義についてのこのような形での受け止めは，読者の側の文脈によって多様にならざるを得ないからです．経験を積んだエキスパートには体得されていることで新規性を認めにくい内容の論文でも，新人が読んで，自分だけでは意識しにくい実践を意識化し，態度変容を実現するかもしれません．逆に，実践経験などの不足により，論文中の事例とはアナロジーを形成できない人には新規性が認めにくい論文を，経験を豊かに積んだ人が読み，深く突き動かされる経験をするかもしれません．新規性もやはり，個別の読者によって判断されるよりないのです．新規性に関するこのような議論は，CMC だけではなく，質的研究全般にもある程度該当することでしょう．

　このようなケア実践の事例研究の新規性についての捉え方は，実証主義の考え方からは距離があり，学術研究として認められないという意見もあるでしょう．しかし，看護実践の個別性や一回性を認めつつも，一方で，過去の事例から多くを学ぶことができるという，看護実践者の共通理解を突き詰めて考えると，それはつまりこのような形での新規性を，看護実践者の多くが直感的に感じ取っているともいえるのではないでしょうか．であれば，看護学の知を開拓する研究者としては，そのような知のあり方に道を拓き，その学術活動としての洗練をともに図っていく努力をしてもよいのではないかと思います．

⑤ 内的妥当性

　内的妥当性の観点については，概念としては従来の定量的研究(内的妥当性)・定性的研究〔信用性(credibility)という言葉を使うことが多い〕と大きな違いを求めなくてもよいように考えています．すなわち，ケア実践の本質的な意味を的確に捉え，それを生き生きと迫真性(Bruner, 1987)をもって伝えられているかが問われます．CMC は，「大見出し」「小見出し」「表」「一人称の詳しい経験の記述」によって研究論文が構成されます．そのため，信用性としては，「大見出し」「小見出し」が実践を的確に表しているか，「表」はケアのプロセスの全容をわかりやすく示しているか，ケア実践に関する一人称の経験の記述はリアリティがあり十分か，が問われるでしょう．すなわち，これら「大見出し」「小見出し」「表」および「一人称の記述」「文脈の記述」を用いて，読者が著者の実践を追体験できるかどうか，を問う必

要があるでしょう．同時に追体験の実現は，読者の準備性に左右される点を踏まえておかなければならないでしょう．それらをまとめて「**迫真性**(Verisimilitude)」の要件と呼びたいと思います．

　これらを検討する前提として，そもそも「ケアの意味を問うことができる実践を対象としているか」という点を，事例研究の厳密性の一側面として評価するよう提唱したいと思います〔**良き実践**(Good Practice)〕．対人援助の実践である以上，対象者に何らかの望ましい変化を導出した実践を取り扱うことは大前提でしょう．一方で，ケアの実践が高度に統合化された文脈性の高い実践であることからは，「何らかの望ましい変化」をどのように定義・確認できるかは難しい問題でもあります．そのときにうまくいかなかったと思われた支援行動が，その後の望ましい展開に隠れた意味をもつことも考えられます．そうであるにしても，何らかの形で対象者に貢献する実践であることを確かめる努力は必要と思われます．

おわりに

　なぜ，看護実践の事例研究の学術性や査読について，ここまで突き詰めて検討しなければならないのでしょうか．それは，看護実践の知が，その性質上，このようなやり方でなければ伝播可能な知の形をとることができないという事情があるからです．様々な健康上の課題をもつ人々が，看護師との関わりの中で驚くほど変容してゆく場合のあること，その中で看護実践が力を発揮していることを，多くの看護師は体感しています．変容は些細なことにみえる場合も多く，当人はあまり自覚していないかもしれません．まして，そのような変容が看護師の支援によって生じているとは想像もしていないかもしれません．看護師の側も，エキスパートであるほど，自分がどのような影響を与えているのか，自分の実践の何がどのように働きかけたのか，なぜ自分がこのように動かなければならないと感じるのかなど，必ずしも意識化していないことが多いようです．佐野(2019)の言葉を借りれば，看護はしばしばそのように「魔術的」なものでありますが，確かな実践として多くの看護師の身の内に宿っています．そのような看護実践は，CMCのような事例ベースのアプローチでなければ明示化することは難しいように思われ，それらの伝播には，従来的な実証主義の研究では扱いきれない知の形が必要とされます．実践をこのように伝播する知のあり方を，看護学として確立する必要があるように思います．

　本章で示したCMCの学術性や査読に関する考え方は，たたき台を提案したところであり，今後さらに検討を進める必要があります．しかし，今回検討した①〜⑤の5項目は，この後の看護学の知の構築を考えるうえではCMCに限らず，社会構成主義的なアプローチをとるグラウンデッド・セオリー・アプローチ，現象学的研究，対象理解をめざした事例研究などでも検討が必要だと思います．

実践に即した知の構築を看護学の基幹とするならば，どのような知を学術の知として認めるかは詳細な検討が必要です．それが私たち現代の看護学研究者の役割であることを，改めて主張したいと思います．

文献

- Bruner, J. (1987). *Actual Minds, Possible Worlds*. Cambridge：Harvard University Press.
- Charmaz, K. (2014). *Constructing Grounded Theory*. Newbury Park, CA：Sage Publications.
- Lincoln, Y. S. & Guba, E. G. (1985). *Naturalistic Inquiry*. Newbury Park, CA：Sage Publications.
- 松村明監修，小学館大辞泉編集部編(2020)．デジタル大辞泉．小学館．
- 松村明監修，小学館大辞泉編集部編(2012)．大辞泉，第2版．小学館．
- 宮田裕章，大久保豪，吉江悟，甲斐一郎(2011)．社会医学領域における定性的研究の評価基準の活用の検討．日本公衆衛生学会誌，66(1)，83-94．
- 西村ユミ(2016)．看護実践の語り：言葉にならない実践を言葉にする．新曜社．
- 野中郁次郎，竹内弘高著，梅本勝博訳(1996)．知識創造企業．東洋経済新報社．
- 齋藤清二(2018)．ナラティブと実践科学と観点からみた事例研究．家族看護学研究，23(2)，189-192．
- 佐野泰之(2019)．身体の黒魔術，言語の白魔術―メルロ＝ポンティにおける言語と実存．ナカニシヤ出版．
- フォン・ウリクト，G. H. 著，丸山高司，木岡伸夫訳(1984[1971])．説明と理解．産業図書．

（山本則子）

8章

看護学と科学と普遍性
—「ケアの意味を見つめる事例研究」から
　考えるケアの知

「ケアの意味を見つめる事例研究」(CMC)について，その学術性から根本的に考えるとき，知とは何か，知の共有とはどのようにして起こりうるのかという問題を避けて通ることができなくなりました．その際に，哲学を専門とする研究者からのインプットが，私たちが考えを進めるうえでどれほど役立ったかわかりません．ここでは，CMC検討グループのメンバーである2人の哲学者から，看護学と科学について，CMCが追求しようとする普遍性について概説します．

看護学と科学

　7章でも述べたように，看護学研究において質的研究，とりわけ事例研究がなかなか「研究」として認められてこなかった要因の1つに，質的研究・事例研究がいわゆる実証主義の要件を満たしていないと目されてきたことが挙げられます．そこでこの章ではまず，実証主義の要件を振り返り，続いて看護学の知として重要なフロネーシス(実践知)という考え方を用いて事例研究について考えます．

実証主義

　実証主義(positivism)とは，経験的事実によって知を証明・正当化する立場のことです．実証主義という言葉自体は19世紀後半に，哲学や社会科学が自らの学問に自然科学的手法を取り入れたことに始まります．この自然科学的手法とは，物理的な現象を対象とし，実験・観察を通して現象に共通する法則性を見出し，誰がみても同様に観察・再現・証明できる＝実証できる知を導き出す経験科学の手法のことです(伊勢田，2018；野家，2001，2015；ローゼンバーグ，2011)．こうした実際に経験できる現象を対象とした経験科学とは別に，数学や統計学のように数や記号システムを扱う形式(理論)科学がありますが，現代の自然科学は基本的に実証主義に基づいた学問です．また，心理学や社会学といった社会科学，そして医学や看護学といった応用科学も，この実証主義に基づいた経験科学に分類されています(**表8-1**)．

　看護学研究でもこの実証主義に基づいて，「実証できる知」「複数の事例に共通する法則性をもつ知」を追究することが求められてきました．看護実践自体は個別の現象(個々の対象)に対応して行われる一回性の行為が基本となりますが，それらを学問として体系化していくために，確たる証拠に基づいて誰もが実証可能(実証性)であり，個々の実践に共通する法則性を見出し，かつその法則に基づいて行為すれば誰もが同じ結果を導き出すことができる(再現可能性)知識であることが求められてきました．こうした実証的手法によって行われる研究が「科学的」な学問であるとされてきたのです．ですが，看護学において追究されるべきなの

表8-1　科学*の大系

科学*	形式科学	数学，理論物理学，情報科学	
	経験科学	自然科学	物理学，化学，生物学，天文学
		社会科学	心理学，社会学，経済学
		応用科学	工学，建築学，農学，医学，看護学
		人文科学	哲学，倫理学，言語学，人類学，歴史学

* ここでは狭い意味での「科学」ではなく，より広く「学問」を想定しています．

は，実証性，法則性をもつ，再現・予測可能な知だけなのでしょうか．

解釈主義

　確かに実証的手法は誰にとっても明快で再現性があり，かつ予測可能な知を明らかにする，役に立つ方法といえます．ですが，私たちが存在する世界は観察・測定によって実証できたり，再現・予測可能な法則性だけでは把握しきれない複雑さがある，という認識の変化に伴い，20世紀に入り，実証的手法に換わる新しい研究方法の探索が，様々な学問領域で試みられるようになります．

　例えば，一番実証的な科学とみなされてきた物理学の分野でも，量子力学が登場したことにより，この世界を構成する最小単位である量子の振る舞いが，確率としてしか把握できないことが明らかになりました．すると理論から経験的事象を予想することが困難となるため，ニュートン力学的世界を基礎とした実証的手法だけでは世界が説明できなくなったのです．これに対応するため，ドイツのノーベル物理学賞受賞者であるW.ハイゼンベルクは「不確定性原理」を1927年に提唱しています．

　こうした流れの中で，実証主義と相対する考え方として，解釈主義という立場が登場します．解釈主義とは，もの・現象がどのような見え方（認識のされ方）をするかは，私たちの認識枠組みによって左右される，という考え方です．関連する立場として，現象学や構築主義などが挙げられます．実証主義が，客観的に存在する外界や現象を客観的視点から観察可能である，と前提するのに対して，解釈主義では，現象を認識するためには観察する側の認識枠組み＝解釈が重要であり，その現象が生じた環境や文脈も含めて理解する必要があるという立場をとります（野村，2017）．

　実証主義と解釈主義はしばしば対立して捉えられがちですが，これらを認識の対立ではなく，学問的方法論の違いであるとしたのが，20世紀初頭に活躍した哲学者のW.ヴィンデルバントでした．彼は，自然科学が諸現象に共通する法則を明らかにしようとする「法則定立的（nomothetic）」な知であるのに対して，社会科学などは現象の一回性や特異性に焦点化する「個性記述的（idiographic）」な知であり，同じ現象を対象としながらも，法則定立的研究と個性記述的な研究は両立すると述べています（ヴィンデルバント，1929）．こうした主張は現代の社会科学における，エスノグラフィーや言説分析といった手法へとつながっていきます．こうして20世紀中盤以降，個別事例を記述する個性記述的な知にも価値があり，それを発見し記述することの重要性が理解されるようになってきました．

　個々の人間を支援の対象とする看護の研究においても，実証性・法則性のある知だけを追い求めていても看護実践の重要な部分が把握できないとして，1970年代にはすでに，現象を経験している主体の側に着目した現象学が，研究方法として注目されています．しかし，21世紀の現在でも看護学研究において支配的な

のは，実証主義に基づく科学的手法といわざるを得ません(グローブ，バーンズ，グレイ，2015)．ですが，その一方で，実証科学的手法で導き出された知だけでは看護が把握できない，研究が看護実践からかけ離れていて，研究者のやっていることが実践者の役に立ちにくい，という指摘もされています(ロルフ，2017)．

看護に求められる知「フロネーシス」

　看護実践とは個別性・一回性・文脈性・ケアリングという情動性を特徴とする対人援助であり，1つひとつの実践は完全にユニーク(独自)です．このような実践において必要となるのは，様々な状況の中で「適切」に行動できること，それを可能にする知ではないでしょうか．それはアリストテレスのいうフロネーシスにあたります．

アリストテレスの学問的知識の分類

　古代ギリシャの哲学者であるアリストテレスは知識を5つに分けました．まず，知識から人々が信じる信念や価値観(ドクサ)などを除外します．そして，「普遍的で必然的な物事についての考え」のうち，法則や原理によって論証できる知をエピステーメー(学問的知識)としました．これは幾何学や自然学が想定されています．もう1つ，ヌース(知性)という，原理を必要としない知識があります．こちらは法則や原理それ自体についての知です．例えば，三平方の定理(ピタゴラスの定理)についての知がヌースであり，その定理に基づいて三角形の土地の面積を推論できるのがエピステーメーとなります．そして知恵がある人はヌースとエピステーメーのどちらももっていなければなりません．看護学における様々な看護理論やモデルの多くは，このエピステーメーにあたります．アリストテレスはエピステーメーとヌースを合わせてソフィア(知恵)としました．

▶ テクネー

　看護実践に必要なのは，エピステーメーだけではありません．ケアの現場では，理論に基づいた具体的な実践方法についての知も必要です．そうしたノウハウ的な知識についてアリストテレスは，テクネー(技術)とフロネーシス(思慮深さ)という分類を行っています(表8-2)．

　まずテクネーとは，特に技術に関する知のことで，ものを制作したり実践したりできる知識のことです．例えば，大工が家を作ったり家具職人が椅子を作ったりする(ポイエーシス)ときに用いる知識です．看護実践でも身体を清拭したり，バイタルサインを測定する行為自体は，テクネーに基づいた行為です．しかし看護

表 8-2 アリストテレスの学問的知識の分類

◆必然的知

ソフィア(知恵)	知性と学問的知識の融合知	**エピステーメー** (学問的知識)	原理に従って論証される知
		ヌース(知性)	論証の基本となる原理それ自体の知

◆可変的知

テクネー(技術)	**ポイエーシス**(制作)にかかわる知．制作の目的は制作行為自体とは別に存在する 例：家を建てるための大工技術
フロネーシス (思慮深さ)	**プラクシス**(実践)にかかわる知．実践の目的は善く行為することそれ自体 例：医師が患者を健康にできる知識

は，エピステーメーにテクネーを足しただけでは不十分です．そこに実践の知であるフロネーシスが必要なのです．

　先ほどの例でいうと，バイタルサインの測定の主な目的は，観察による病態のモニタリングですが，看護の関心はただ病態管理にだけあるのではなく，同時に患者の認識や行動，患者が置かれた環境にも関心を向けています．場合によっては，接近しにくい患者と接点をもつきっかけとして「看護師が当然行うバイタルサインの測定」を利用しながら，注意深く会話をしかけることもあります．また，看護師はそれらの測定値から患者の身体状況をアセスメントしてその後の対応を判断しますが，それは包括的指示に関する判断・対応に留まらず，患者自身がどう受け止めたか，今後のリスクや生活への影響はどうか，といったことまでを含んでいます．加えて，測定値は客観的な指標として正常・異常を区別するだけでなく，患者の病の体験を感じ取ろうとしている看護師には，患者の苦痛を推し量る情報としても受け止められるでしょう．

　このように，テクネーを用いたバイタルサインの測定というありふれた実践1つをとっても，そこで具体的に何が思考され，何が判断され，何を意図してどのように実践するかは，患者の状況，実践する看護師によって多様で質的な差異があります．テクネーは，一連の実践の一部分として切り取って，訓練したり学んだりできます．しかし，バイタルサインの測定の例でみたように，看護実践はただ手順が正しく行為できているだけでは看護として成立しません．その場その場で的確に判断し，その判断に基づいて適切に行為し，患者がその後うまく経過して回復していくように，一連の実践として働きかけなければいけません．

▶フロネーシス

　こうした「物事がうまく進むような実践」としての看護実践の知は，先ほど挙げ

たアリストテレスの分類でいうフロネーシスといえます．フロネーシスとは頭で考える学問的知識とは違い，若い頃からうまく実践してきた経験をもとに体得される「生きた知」のことで(アリストテレス，2015)，「知慮」や「思慮深さ」という訳語が当てられています．そして，このフロネーシスに基づいて行われる行為がプラクシスとなります．つまり人間が実際に行動する際に，これまでの経験をもとにその状況に適した実践(プラクシス)ができる知がフロネーシス(実践知)なのです．

このプラクシスは，行為だけに注目すると技術(テクネー)に基づく制作(ポイエーシス)と変わりないように思えるかもしれません．ですが，例えばテクネーはその人が悪人であれば悪用すること(例えば，腕のよい職人がわざと壊れる椅子を作るなど)もできますが，フロネーシスは「うまく実践できること」がゴールの知，すなわちその人の善に関わる知識のため，悪用という考え方は最初から存在しません．長い経験をもとにそのように行為するのが適切であると判断し行為できることがプラクシスであり，そのように実践できる知がフロネーシスなのです．

ケアを支えるフロネーシス

「ケアの意味を見つめる事例研究」(以下，CMC)に取り組んだ看護師が，熱を込めて述べる看護実践の展開の様子(9章を参照➡156〜165頁)からは，その行為が単なるテクネー(技術)の実施を超えていることが明らかです．ケアの受け手に何らかの良い変化を起こすケアとは，ケアリングの姿勢とともに，フロネーシス(実践知)があって初めて可能となります．このフロネーシスは「誰もが同じように観察・測定できる」ような厳密な実証性や，「誰もが別の事例にシンプルに活用できる」ような厳密な法則性をもちませんが，すぐれた看護実践には欠かすことのできない知といえます．だからこそ看護学研究には，実証主義に基づく研究だけでなく，フロネーシスを伝えることのできる，事例研究のような個性記述的な取り組みが必要なのです．

CMCで示される知見は，事例の一回性や固有性に基づいた個性記述的なものです(事例記述の方法については➡145頁以下を参照)．「誰もがシンプルに他の事例にもあてはめること」は，必ずしもできません．なぜなら，CMCの個々の知見はその実践が行われた文脈に依存しており，どのような状況にも単純にあてはめられるものではないからです．それは「誰が見てもまったく同様の見え方をする」ことを前提としておらず，そのため厳密な意味での実証性があるとは必ずしもいえません．それでも，そのような，実証性も法則性も確立しにくい個性記述的な知見にこそ，個別のフロネーシスが宿り，それを共有可能にすることで，読者を触発し，自らの実践を振り返って変革する力となります．

新たな「科学」の可能性

　このようにみてくると，事例研究が実証主義に基づく科学として評価しづらいからといって，事例研究が科学の要件を満たしていないわけではなく，ただ，明らかにしようとしている「知」が違うため，異なった方法が必要となっているに過ぎないことは明らかです．つまり生きた人間を対象とする医学や看護学には，物理学や生物学のような，実証主義に基づいた自然科学とは違う観点から現象を把握し，ケアやキュアという古くから行われてきた実践を研究する新しい手法が必要なのです．従来の知のあり方を共存させながら，新しい「科学」を構築すべき時期に来ていると，私たちは考えています．

CMC が明らかにしようとしている知

　CMC は，狭い意味での実証主義的科学には入りません．しかし，看護の経験を丁寧に記述・分析し，それらの意味を明らかにして共有することにより，読者を触発し新たな世界観や患者観をもたらすことや，実践の意味を意識しながら看護を提供することにつながるでしょう．このような事例研究，つまり実証性・法則性を問わない知の探究をも，科学の一部として位置づける時期に来ているのではないでしょうか．

　実証主義に基づく科学は，研究者が現象を客観的に把握できる，という前提に立っています．それに対して私たちが主張する「新しい科学」が，反実証主義的で強い意味での解釈主義的な（世界の認識は人間の主観によって構成されるといった）立場ではないことには留意が必要です．例えば心筋梗塞という疾患は，医師や看護師がどのように解釈しようとも，あるいは患者が病態を自覚していなくても疾患として存在しています．その病態を把握したうえで，それぞれの立場からどのようなケア実践が適しているのか，ということを CMC は明らかにしようとしています．ですから，ケア実践に関わるあらゆる現象を「誰もが同じように見ることができる」，客観的（＝実証科学的）に観察・理解できるとは考えていません．むしろ，研究者の分析の視点を完全に客観的にすることはできず，必ず何らかの偏向を含まざるを得ない，という認識論上の限界を自覚したうえで実践を分析する点で，CMC は，人間の経験に対してより「真摯（正確）に」向き合っているともいえます．こうした態度こそ，私たちが主張する「新しい科学」の基礎となります．実践の学問である看護学では，このような新しい意味での科学性に着眼した研究を構築していくことを，他領域に先駆けて考えるべきではないでしょうか．

　看護学には，対象者にとっての健康という目的を達成するために，実証性・法則性のある知（エピステーメー）だけでなく，ケアの受け手の個々の状態に応じた健康と安寧という良さ（善）を達成するための実践知（フロネーシス）が必要です．

適切なケアのためのフロネーシス(実践知)を，実証主義的科学だけにとらわれずに，共有可能にしようとする試みが CMC なのです．

実証性・法則性に基づく知とは異なる，個別の知に宿るフロネーシスを共有可能にしようとする試みに，どのような科学としての基礎づけができるでしょうか．その説明を次の節で試みたいと思います．

文献

- アリストテレス著，渡辺邦夫，立花幸司訳(2015, 2016)．ニコマコス倫理学(上)，ニコマコス倫理学(下)．光文社(古典新訳文庫)．
- ベナー，P.著，井部俊子監訳(2005)．ベナー看護論，新訳版．医学書院．
- グローブ，S.K.，バーンズ，N.，グレイ，J.R.著，黒田裕子，中木高夫，逸見功監訳(2015)．バーンズ＆グローブ 看護研究入門 原著第7版—評価・統合・エビデンスの生成．エルゼビア・ジャパン．
- 伊勢田哲治(2018)．科学哲学の源流をたどる—研究伝統の百年史．ミネルヴァ書房．
- クーン，T.S.著，青木薫訳(2023)．科学革命の構造，新版．みすず書房．
- 野家啓一(2001)．「実証主義」の興亡．理論と方法，16(1)，3–17．
- 野家啓一(2015)．科学哲学への招待．筑摩書房(ちくま学芸文庫)．
- 野村康(2017)．社会科学の考え方—認識論，リサーチ・デザイン，手法．名古屋大学出版会．
- ロルフ，G.著，塚本明子訳(2017)．看護実践のアポリア—D.ショーン《省察的実践論》の挑戦．ゆみる出版．
- ローゼンバーグ，A.著，東克明，森本良太，渡部鉄平訳(2011)．科学哲学—なぜ科学が哲学の問題になるのか．春秋社．
- 塚本明子(2008)．動く知フロネーシス—経験にひらかれた実践知．ゆみる出版．
- ヴィンデルバント著，篠田英雄訳(1929)．歴史と自然科学 道徳の原理に就いて 聖—『プレル—ディエン』より．岩波書店．
- 吉田敬(2021)．社会科学の哲学入門．勁草書房．

(望月由紀)

「ケアの意味を見つめる事例研究」の普遍性

「ケアの意味を見つめる事例研究」(以下，CMC)は，これまで述べられてきたように，自然科学における科学性に即しているとはいえません．特に，CMC は実践についての記述的な一事例研究であるので，法則的な一般化は行われていません．しかし，このような CMC にも何らかの普遍性(あるいは一般性)が存しているということを明らかにすることが本節の目的です．

本節では，CMC と接点のある様々な学説を紹介しながら，次のような順序で説明していきます．

まず，臨床心理学者の河合隼雄の主張を紹介します．河合は詳細な一事例研究の重要性を説くだけでなく，一事例において「普遍」が存していると主張します．事例研究は，その読者を動かす「物語」であるということが，事例研究の「普遍性」についての河合の中心的な論点です(次項)．

続いて，詳細な一事例を読むということはどのような経験なのか，ということを発達心理学者の鯨岡峻の「エピソード記述」に関する論述に基づいて明らかにします（➡139頁）.

次に，河合や鯨岡の議論を補完する理論として，心理学者のJ.ブルーナーの物語論を紹介します．ブルーナーは，自然科学などの演繹的な思考と対立しますが相補的な思考として「物語」を挙げます．自然科学的な思考の説得は「真理性（truth）」に基づいていますが，他方，物語的な思考の場合は「迫真性（verisimilitude）」であるとブルーナーは主張します（➡143頁）.

最後に，「迫真性」を生じさせるような事例記述の要点を，マーケティング学者の石井淳蔵の論述に基づいて説明します（➡145頁）[*1].

ではまず，河合の議論からみていきましょう.

事例研究の「普遍性」について
―河合の事例研究論から

事例研究からの問いかけ

河合は，心理療法の研究[*2]やその教育・訓練の過程において事例研究を非常に重視していたために『臨床心理事例研究』を1974年から刊行しましたが，河合らの当初の予想に反して，『臨床心理事例研究』は非常に大きな反響を引き起こしました.

『臨床心理事例研究』に対する感想として多く述べられたことは，「今までよくあったような，ひとつの症状について何例かをまとめ，それについて普遍的な法則を見出すような論文よりも，ひとつの事例の赤裸々な報告の方が，はるかに実際に『役立つ』ということ」でした（河合，2013[1976]，p.210）.

このような読者の反応に接して河合は，「事例研究をもう一度考え直す必要があり，それは，臨床心理学のありかたに関する重要な点を含んでくる」と主張します（河合，2013[1976]，p.210）. 事例研究が研究や教育だけでなく，実践においても役立つことについて，河合は「臨床に従事しているものなら誰しも同意する事実」と指摘しながらも，「考えてみると，これは不思議なことといわねばならない」と記し，その理由を次のように述べています（河合，2013[1976]，p.210）.

[*1] 本節の論述には，家髙（2023a；2023b；2023c）と重複している箇所があることをあらかじめ申し添えておきます.

[*2] 河合は，研究における事例研究の目的として，(1)新しい技法の提示，(2)新しい理論・見解の提示，(3)治療困難とされるものの治療記録，(4)現行学説への挑戦，(5)特異例の5つを指摘しています（河合，2013[1976]，p.209）.

> つまり「個」をあくまでも追求してなされた内容が多くの他人に役立つのは，それが何らかの意味で「普遍性」をもつことを示すものであり，一体ここで「個」と「普遍性」の関係はどうなっているのかという疑問が生じてくるからである．ここにいう普遍性と，多くの事例に共通にみられる法則の普遍性ということはどう違うのであろうか．実は事例研究の本質はここにかかっているとさえ考えられるのである．（河合，2013［1976］，p.210）

「個」についての詳細な事例研究が，なぜ，その「個」には関わっていない多くの他人に「役立つ」のでしょうか．ここに，事例研究における独自の「普遍性」が生じていると河合は考えるのです．

「普遍性」の再検討

続いて心理療法家向けの河合の講演記録を見てみましょう（河合，1995［1993］，pp.33-34）．

> 登校拒否の子どもの調査をすると，たとえば長男の人に多かったということはある程度の役に立ちますが，私がだれかに会うときにはあまり役に立ちません．ところが，どなたかの事例研究を聞いている場合は，その人がその人の「語り」，クライエントの「語り」と自分の「語り」を戦わせて，できる限り共通のところを語ろうとしておられる，こういう動きが私のなかに起こるわけです．私も聞きながら，じつは自分で語っているのです＊3．皆さんも絶対そうだと思います．事例研究を聞いておられて，のほほんと聞いている人はないので，みんな自分のなかで何かが動いている．しかも皆さんはそれぞれクライエントをもっておられますから，自分のクライエントとも照合しつつ，みんな心が動いているわけです．
>
> もっと言いますと，不思議なことに登校拒否の事例を聞いているのに，自分の吃音の子どものことと完全に重なることがありうる．これはなぜかというと，登校拒否という症状とか吃音という症状を超えて，一個の生きた人間が一個の生きた人間を物語としてどうとらえるのかというふうに聞きますと，すごい普遍性をもってきます．そこで聞いたことは，…（中略）…未来を語っている．つまり，皆さんが次のクライエントに会うときに役立っているのです．事実を事実として聞いて役に立つ役立ち方と，事例研究を聞いて役に立つ役立ち方はちがっています．皆さんは，一人ひとりの人間によって，一人ひとりのなかで自分の「語り」をつくっていくという仕事をしておられますの

＊3　河合のこの表現はかなり奇異に感じられるかもしれませんが，ここに河合の実感が込められていると考えられます．これらの事態については，139頁で詳しく説明します．

で，私は事例研究ということが，言っている内容，言っている事例の事実を超えて，もっとすごいことをみんなに伝えているし，皆さんもそれをもって帰られるから，次の臨床に役に立つということになっているのではないかと思っています．(河合，1995[1993]，pp.33-34)(注は引用者による)

この講演において，事例研究に対する河合の実感がよく示されているでしょう．

登校拒否の事例研究に接して，読者自身も登校拒否しているクライエントを抱えているのであれば，その事例研究がその読者に役立つことは容易に推測されます．

しかし，河合が驚いているのは，登校拒否の事例研究を聞いて，吃音のクライエントと完全に重なることがありうるということなのです．「個」としての「一事例研究」が，「まったく別の様々な事例」にも役立つことにおいて，河合は「普遍性」を見出しています．

この事態について河合(1994[1992]，p.214)は次のように考えます．

臨床の知を築く上で極めて重要なことは，主体者の体験の重視であり，その「知」は内的体験を含めたものなのである．従って，その「知」を伝えるときは，事実を事実として伝えるのみでなく，その事実に伴う内的体験を伝え，主体的な「動き(move)」を相手に誘発する必要が生じてくるのである．

内的に生じた動機(move)は，相手に伝わるとき，そのまま伝わることはないであろう．というのは，それぞれの人が個性を持つので，個性による差が生じるのは当然だからである．しかし，一人の人の心に生じた重要な動機(move)が，他に伝わるとき，伝えられた人は自分のなかで，それを意味あるものとして捉え，それを未来へとつなげてゆくであろう*4．それは，その人のその後の生き方に影響を与えるはずである．もちろん，それは受手の個性によって少しずつの差はあろうが，それらに何らかの基本的な共通性のようなものも感じられるであろう．(河合，1994[1992]，p.214)(傍点は原著者，注は引用者による)

河合は，事例研究における実践者の内的体験の動き(move)は，受手に対して内的な動機(move)を引き起こし，受手の未来の実践に影響を与えると言います．このことが生じるのは，事例が「語られる」こと，つまり，「物語」として伝えられることによっていると河合は主張します(河合，1994[1992]，pp.214-215)．

＊4　ここで述べられている事態は，「事例研究を聞いておられて，のほほんと聞いている人はないので，みんな自分のなかで何かが動いている．しかも皆さんはそれぞれクライエントをもっておられますから，自分のクライエントとも照合しつつ，みんな心が動いているわけです」という河合の講演記録の箇所(河合，1995[1993]，p.33)に対応しています．

8章　看護学と科学と普遍性―「ケアの意味を見つめる事例研究」から考えるケアの知

優秀な事例報告が…(中略)…個々の事実をこえて，普遍的な意味をもつのは，それが「物語」として提供されており，その受手の内部にあらたな物語を呼び起こす動機(move)を伝えてくれるからなのである．

　もちろん，事例研究によって伝えられる事実が，事実としてそのまま有用なこともある．そのような個々の事実の集積から学ぶこともあるので，それは軽視できない．しかし，そのことの方に重点を置いて考えると，事例報告は単なる「一例の報告」に過ぎないことになってしまう．事実に加えて，内的体験に基づく臨床の知が伝達されることによって，個より普遍に至る道がひらかれるのである．(河合，1994[1992]，pp.214-215)

　「物語」として伝えられることによって，事例提供者とその受手の間に，事例研究独自の「普遍性」，つまり「間主観的普遍性」(河合，2001，p.8)が働くのです[*5]．以上のような河合の主張は，CMC における「触発性」(1章，7章を参照➡18，120頁)とかなり類似している事態を示していると考えることができるでしょう．

　ところで，事例研究は個々の実践者に役立つということだけでなく，河合(1994[1992]，p.214)にとっては，(「普遍性」の再検討にみられるように)近代科学的方法論を根本的に見直す学問論に関わっています．つまり，河合(2001，p.9)は，対人実践に即した新たな科学を構想しているのです．

　この点においても，河合と CMC との接点がみられるでしょう．CMC の査読基準においてすでに述べられていたように(7章を参照)，CMC も，従来の自然科学における科学性とは異なる基準に即した知を生み出そうとしているからです．

　以上のように河合は事例研究の重要性を強調し，集中的に取り組んでいましたが，その十分な解明には至らなかったようです．というのは，間主観的普遍性を成立させる「内的な動き(move)」などの出来事は，「人間の主観と主観のからみ合いを通じてのみ感じとられるものであるだけに，直接に表現することができない」と河合(2001，p.8)は述べているからです．

　一方，発達心理学者の鯨岡は，この「人間の主観と主観のからみ合い」という出来事を「エピソード記述」に関して解明しようとしているので，次にみてみましょう[*6]．

[*5]　ここに河合の「普遍性」と Y. S. リンカーンと E. G. ギューバ(Lincoln & Guba, 1985)の「転用可能性(transferability)」との違いが示されています．Lincoln & Guba(1985, p.124)では，2つの事例の間に「類似性」あるいは「適合性(fittingness)」がある場合に，「転用」が行われます．河合も，おそらくこのような「転用」を認めるでしょうが，さらに「類似性」や「適合性」が見出されない場合でも事例研究が実践者にとって「役に立つ」ということを強調するのです．つまり，何らかの共通性を超えている事態を，河合は「普遍」と呼んでいると考えられます．

[*6]　鯨岡の問題意識については，家高(2023a, pp.56-58)を参照してください．

実践を読むことの現象学的解明
―鯨岡の「エピソード記述」の論述に基づいて

　エピソード記述は，当初，鯨岡の「関係発達論」の方法論として提示されていましたが(鯨岡，2012，p.4)，鯨岡は，このエピソード記述という方法に基づいて，河合と同様に人間科学のあり方を根本的に見直そうとしています．

　本項では，エピソード記述を簡単に紹介した後，エピソード記述などにおいて実践を読むことの内実を鯨岡の論述に基づきつつ，ドイツの文学研究者の W. イーザーの思想にも依拠しながら明らかにしていきます．なお，本書は実践に焦点を当てているため，保育者の実践のエピソード記述を取り上げます．

エピソード記述について

　保育者の描くエピソード記述の中心は，保育者が自分の保育の中で何らかのかたちで心を動かされた場面です(鯨岡，2012，p.62)[7].

> エピソード記述はエピソードの単なる記録とは違って，あくまでもその場面を体験した人がその体験を描くことです．そこには必ず「私は○○と思った」「私は○○と感じた」というような一人称の記述が入ります．ですから従来の誰が書いても一緒のような「客観的な記録」とは趣を異にします．そしてエピソード記述は，書き手の心が揺さぶられたことが中心にきます．感動したり，嬉しくなったり，あるいは嫌な感じになったり，ショックを受けたりといった出来事がエピソード記述を書く出発点なのです．ですから保育者が自分の保育を描くとはいっても，単に「今日は○○のことがありました」というような従来の経過記録とは性格がまったく異なっています．実際，保育の場には保育者が心動かされる出来事が日々，無数に生起しています．それを描くことを通して，子ども一人ひとりの心の動きが分かり，自分の対応が自分に見えてきて，保育の振り返りに繋がるのです．(鯨岡，2012，pp.4-5)

　エピソード記述における「心を動かされた」という事柄は，河合の「内的な動き」と類似しています．客観的な事実よりも，(保育者等の)各々の実践者の体験などの「個別具体」を鯨岡(2012)も重視するのです．

　さらに，鯨岡(2012，p.55)は，「個別具体」に関わるエピソード記述はそのエピ

---

[7]　鯨岡のエピソード記述は，中心となるエピソードだけでなく，その背景も記すことになっています．この背景によって，読者はエピソードを理解しやすくなり，そのエピソードにより深く降りることができると鯨岡(2012，p.52)は述べています．

ソードだけにかかわらず，(後述するように)何らかの一般性を備えていると主張します．この点も，事例研究の「普遍性」に関する河合の主張と接点があります．

では，続いて，エピソード記述を読むことの内実を明らかにしていきましょう．

実践を読むことについて 1 ― その現象学的な解明

まず，保育者が他の保育者のエピソード記述を読む場合について紹介します（鯨岡，2012，pp.69-70)．

　保育者の描くエピソード記述は，ある出来事によって書き手に驚きや感動がもたらされ，それを他の人に伝えたいと思うから書くという姿勢のもとで紡がれるものがほとんどです．それが園内のエピソード検討会に供されたり，あるいは保育者同士のエピソード記述研修会に供されたりするとき，読み手である保育者は，同僚の立場から，あるいは同じ保育者の立場から，それを読もうとします．それを読むときに，まずひっかかりなく読み進めることができれば，読み手はおのずと書き手に自分を重ね，書き手の感動に共感したり，書き手の言わんとすることに納得できたりするでしょう…(中略)…(ただし，エピソード記述の主旨をまだ十分に理解していない人は，問題点を探し出してそれを指摘する読み方しかできない場合や，荒探しをするような読み方しかできない場合が往々にしてあります)．

　そのようにして，ひとまず書き手の言わんとするところが了解されたところで，今度は自分の立場に戻って，自分の経験を振り返り，似通った場面を想起して，自分だったらどうしたかを考え，また自分に思い着かなかったことを書き手が述べている場合には，そこから自分の保育の反省に繋げたりして，さらにその場面の意味を掘り下げようとするでしょう．(鯨岡，2012，pp.69-70)

以上の鯨岡の叙述において，2つの論点が挙げられます．

第1は，エピソード記述の「理解」には，読み手の態度が不可欠であることです．例えば，客観主義的な科学観をもってエピソード記述を読むと，そこには主観的な一体験しか書かれておらず，何の重要性もないと思われてしまうでしょう．

したがって，**テクストを読むことにおいて何よりも大事なことは，書き手と同じ地平に立とうとして，書き手の立場に身を置き，その内容を書き手の立場から読み，書き手の意図を捉えようと努めることなのです**(鯨岡，2012，p.71)．

第2は，保育者が他の保育者のエピソード記述を読む場合，他の保育者のエピソードを理解するだけではなく，自らの保育について考えるということです．そして，他の保育者のエピソード記述を読むことによって，いままで気づかなかった自分のあり方がわかることもありうるでしょう．このようなことは何らかのテ

クストを読むことにおいても生じるとイーザー(1984)は主張します.「読むことを通じて行う意味構成は, …(中略)…これまで未知であったことを明確に知ることを通じて, 自分自身を明確にとらえ, また, それによって, 今まで自分の意識に昇らなかったようなものを発見する機会でもある」(Iser, 1984, p.255)

つまり, 読み手において, 書き手には思いつかなかったような読みが生じうるのです[8]. このことを, 鯨岡(2012, p.52)は「読み手の二重化」と述べ, 次のように説明しています.

> 読み手は, …(中略)…一方では書き手の立場に自分を重ね, あたかも自分が書き手になったかのようにそのエピソードを自分自身で生き直すことができます. しかしながら他方で, 読み手はあくまでも固有性をもった一個の主体です. 読み手は自分の固有の立場を確保したまま, 書き手とは違った立場からそのエピソードを読むこともできます. それは読み手が二重化されるということです. つまり読み手の内部には, まず「書き手の立場としての読み(書き手に自分を重ねた読み)」が生まれ, それから次に「読み手の立場としての読み」が生まれて, 二つの読みのあいだに「対話」が生まれ, そこから多元的, 重層的な了解可能性が開かれてくるということです. (鯨岡, 2012, p.52)

実践を読むことについて2
―個別具体に基づいた一般性（了解可能性）

このような読み手の中の「対話」, あるいは「書き手の立場と読み手の立場」の「交叉」(鯨岡, 2012, p.70)について, 鯨岡(2012, p.245)はさらに次のように記しています.

> 実際, エピソード記述をじっくり読めば, たいていの場合, 読み手自身のそれまでの経験がおのずから振り返られ, それを経験した際には気づかなかった新しい気づきがそこから得られることがしばしばあります. その意味では, 他の人の書いたエピソードを読むことは, 自分自身の経験から1つのエピソードを書くことに匹敵する意義があるとさえ言えるでしょう. 要するに, 書くこと, 読むこと, 書く主体, 読む主体の固有性が絡んでくるということですが, この固有性の問題こそ, 私が数量的アプローチを取らずに私なりの質的研究に向かう理由だということが改めて分かります. (鯨岡, 2012, p.245)

---

[8] このような事態は, 実践者間だけでなく, 研究者がその研究対象者の経験を読むときにも生じます(鯨岡, 2012, p.72).

「書き手の固有性と読み手の固有性の交叉」(鯨岡, 2012, p.247)だけでなく、「書くこと」と「読むこと」も絡んでいると鯨岡は述べます。

このような出来事は、河合(1994[1992])においては、物語の受手における「内的な動き(move)」に相当するでしょうし、CMCの「触発性」にも関わっていると考えられます。そして、鯨岡(2012, p.55)もまた、個別具体のエピソード記述は、その個別性にとどまるのではなく、何らかの一般性に関わっていると主張します。

> あくまでも徹底して個別具体の中に降りて行って、個別具体であることをより鮮明に描き出すことを通して、その個別具体の事象のもつ隠された多声的な意味を掘り起こし、それによってエピソード記述の了解可能性を高めようとします。私たちの立場では、多くの読み手に了解可能であればあるほど、その事象のもつ意義の一般性が認められたということができるでしょう。
>
> つまり、一般的な意味を求めるといっても、多数の事象を概括することによって個々の事象の豊饒さを失うような一般的な意味ではなく、むしろそこに入り込むことによって、それぞれの読み手の生がおのずから振り返られ、それによって多くの読み手にとって「なるほど分かる」というように了解可能性が高められたとき、その個別具体の事象はそれを経験した人の内部に閉じられることなく、一般に共有可能な意味をもつものと認めることができるのです。(鯨岡, 2012, p.55)

鯨岡は、様々な事例から共通要素を抽出するような一般性(普遍性)ではなく、個別具体としてのエピソード記述を読むことの中で生じる了解可能性を一般性とみなしていますが、これは河合の「間主観的普遍性」(2001, p.8)と重なっているように考えられます。

以上、事例研究等に接した際の「人間の主観と主観のからみ合い」(河合, 2001, p.8)という出来事を、主に鯨岡の叙述によって明らかにしてきました。

ところで、河合は、すべての事例研究で、このような「からみ合い」や「間主観性」が生じるとは限らないと指摘します。

> あくまで、個人を大切にして、主観と主観のかかわりにコミットすることにより、個より普遍に到る道があると言っても、そのようなことをあまり感じさせない事例研究があることも事実である。(河合, 2001, p.8)

では、どのような事例研究において「個より普遍に到る道」が備わっているのでしょうか。次に、「物語(story, narrative)」[*9]について広く根本から検討した心理学者のブルーナーの議論を参考にしながら考えてみます[*10]。

物語について―ブルーナーの議論から

　CMC との関連において，ブルーナーの議論から 3 点を紹介します．

　第 1 の論点は，「物語的な思考」における「迫真性(verisimilitude)：十分にありそうなこと」の提起です[*11]．

　ブルーナーは，人間の基本的な思考を，自然科学等の「論理―科学的な思考」と「物語的な思考」の 2 つに分けます．「論理―科学的な思考」は，主に厳密な因果関係や演繹的関係に依拠していますが，他方，「物語的な思考」においては，(偶然も含む)様々な出来事の進行や関連などについての何らかの理解が成立しています．

　ところで，「物語的な思考」における「迫真性」は，「論理―科学的な思考」における「真理性(truth)」に対応しています．つまり，「論理―科学的な思考」の説得の仕方は「真理性」に，そして「物語的な思考」の説得の仕方は「迫真性」に基づいているということです(CMC における「迫真性」については後述します)．

　なお，「論理―科学的な思考」は「文脈独立性(context independence)」を介して「普遍(universality)」に到達し，他方，「物語的な思考」は「文脈への感受性(context sensitivity)」を介して「普遍」に到達するとブルーナーは主張します．そして，「物語的思考」の「普遍」は，河合の「間主観的普遍性」や鯨岡の「了解可能性を介した一般性」，CMC の「触発性」と同様に，読者の関与に基づいて生じる事態です．

　第 2 の論点は，「物語的な思考」の基本的な特徴を，ブルーナーが明らかにしているということです．ブルーナーによれば，物語は，「人の意図の変転(vicissitudes)」を扱っています．より詳しくいえば，物語が関わっているのは，「人等の意図と行為，そしてそれらの成り行きを示す変転や帰結(consequences)」です．つまり，意図や行為などに関する一連の変転や帰結を扱うのが「物語」であり，ここにおいて，自然科学などでの「論理―科学的な思考」の厳密な因果的関係とまったく異なる事態が示されています[*12]．

[*9]　(前頁)ブルーナー(Bruner, 1986/田中訳, 1998)は story と narrative を厳密に区別していないと考えられますので，本項ではともに「物語」と訳します．なお，本項における引用文献の訳出は必ずしも邦訳に従っていない場合があります．邦訳者の方々の訳業に深く感謝するとともに，ご寛恕をお願いします．

[*10]　(前頁)ブルーナーに関しては，文化人類学者の C. ギアツ(Geertz, 2000, pp.187–202/鏡味，中林，西本訳，2007, pp.239–257)の論評を参照してください．

[*11]　Verisimilitude(迫真性)という語は，ラテン語の verisimile から派生しています．ドイツの哲学者 H-G. ガダマーが指摘しているように(Gadamer, 1990[1960], pp.24–29/轡田ら訳, 1986, pp.26–34)，この語は，18 世紀イタリアの哲学者 G. ヴィーコの『De nostri temporis studiorum ratione(我々の時代の学問の方法)』(Vico, 2014[1709], p.32/上村，佐々木訳，1987, pp.26–27)で使われています．ヴィーコは，当時興隆していたデカルト的な自然科学に対して，人文学(Humanities)の伝統ならびに社会における共通認識の形成を擁護するために，この語を用いました．なお，ブルーナー(Bruner, 1986, p.11/田中訳, 1998, p.16)は，verisimilitude を lifelikeness とも表現しています．

[*12]　「人間が物語において行うことは，決して偶然によるのではないが，原因と結果によって厳密に決定されることもない．つまり，それは，信念，願望，理論，価値，そしてその他の『意図的(志向的)状態』によって動機づけられているのである」(Bruner, 1996, p.136/岡本，池上，岡村訳, 2004, p.186)．また，人間の行為とその選択には「責任」が含まれることも，物体に関する因果関係との違いであるとブルーナーは述べています(Bruner, 1996, pp.136–137/岡本ら訳, 2004, pp.186–187)．

さらに，物語において何らかの「終結(end)」があることによって，その物語に何らかの「まとまり」が生じるだけでなく，物語の中の様々な行為や出来事の「意味」が「終結」から新たに捉え直されます．

　ところで，物語を「意図等の変遷」とみなしても，このことだけでは，その物語が読者を説得させたり，魅了したりすることの説明としては足りないでしょう．ブルーナー(Bruner, 1996, p.142/岡本，池上，岡村訳，2004, p.194)において，「困難(Trouble)」が「物語」の「中心」であると主張されています．つまり，(「困難」のような)何らかの「通例ではないような事態(exceptionality)」が「物語」には不可欠であるということです(Bruner, 1990, p.47/岡本，仲渡，吉村訳，1999, p.67-68)．これがブルーナーの第3の論点です．

　ブルーナーは，文芸批評家のK.バーク(Burke, 1969[1945]/森訳，1982)の議論を援用しながら，およそ次のように述べます(Bruner, 2002, p.14/岡本，吉村，添田訳，2007, p.44)．

　1つの物語(それがフィクションであっても，現実についての話であっても同様)が少なくとも必要とするのは，認識可能な「状況(Setting)」の下で，ある「目的(Goal)」を達成するために，特定の「手段(Means)」を用いて，ある「行為(Action)」を行う「行動主体(Agent)」の5つの要素です．これらの5つの要素の間での不適合(misfit)，つまり，「困難(Trouble)」が物語を引き起こすのです．

　この5つの要素は，通常は何らかの一定の「割合(ratio)」において均衡を保っているのですが，この均衡が崩れること(imbalance)において，語るに値する物語が生じるということです．CMCでは，何らかの難しいケアの場面がこの「困難」に該当します*13．そして，ブルーナーは，このような「困難」に巻き込まれている登場人物の心の中の葛藤も「困難」とみなしています(Bruner, 1996, p.142/岡本，池上，岡村訳，2004, p.195)．

　以上のブルーナーの論点は，(一事例研究などの)「物語」の独自性を明らかにしています．

　まず，「物語」の基本的な特徴は，「意図と行為等の変遷と結果」です．「物語」を「意図と行為等の変遷」として捉えることは，CMCにおける事例の構造化(「大見出し」の時間的経過による分節化)に相応しています．

　さらに，このような「意図と行為等の変遷と結果」が読者を説得させる「物語」となるのは，多くの場合，その「物語」の中に何らかの「困難」などの「通例ではないような事態」が存していることによるとブルーナーは主張します．

　ですが，(「困難」などの)「通例ではないような事態」が「物語」に記されているだけでは，その「物語」において「迫真性」が生じないかもしれません．というのは，「迫真性(verisimilitude)」は，lifelikenessとも記されるように，実際に生きていると

---

*13 卓越したケアは，もちろん，困難な場面だけでなく，日々の実践においても示されているでしょう．このような場合でも，他の慣例のケアに比べて何らかの「割合」が異なること(とても丹念に気を遣うことや，非常に的確に先読みができることなど)にそのケアの「卓越さ」が示されていると考えられるので，バークの理論があてはまります．

いうイメージを喚起するような「物語」の生き生きとした記述の仕方にも関わっていると考えられるからです.

では,最後に,事例記述を行う際の要点について,マーケティング学者の石井の「新しい事例記述」*14の主張を紹介します.

事例記述の方法について

石井(2009, pp.182-202)は,「当事者の視点に立って,その当時の状況を読み解いていく」新しいスタイルの事例記述の方法を提唱しています.

その際に対比されているのが,「客観的な視点に立って,その状況の因果関係を明らかにする」伝統的なスタイルの事例記述です(石井, 2009, pp.204-205)*15. この対比は,事例の「迫真性」に関わっているので,その3つの要点(事例記述の目的,事例記述の焦点,前提とする現実観)を紹介します(石井, 2009, pp.203-208).

・事例記述の目的

伝統的なスタイルの事例記述の目的は,成功要因や失敗要因を明らかにするといった課題の下,成り立った現実の因果関係の分析に焦点が置かれます.

他方,新しいスタイルの事例記述では,現実の姿を原因と結果の関係に還元せず,むしろ多様な要素が関わるその過程におけるそれら要素の相互関係を丁寧に読み解いていくところに焦点があります.つまり,事物や出来事,知識などの誕生,変容,消滅といった動態(ダイナミズム)の過程(プロセス)に焦点を当てているのです.

・事例記述の焦点

記述の焦点に関して伝統的なアプローチでは,因果関係を確認できるよう少数の要因あるいは概念に抽象化して事態を整理します.

他方,新しいアプローチでは,逆に,それら要因・概念を,原因であれ結果であれ,1つの要因として閉じるのではなく,他の要素との多様な関係や意味をもつものとして解きほぐします*16.

なお,成功や失敗の要因に分けることは,現象の背後に潜んだ因果の構造を明瞭に把握できるメリットがあるとしても,注意しないと,挙げられた要因の間の関係ができあがるまでに当事者が直面したはずの多様な選択肢,そ

---

*14 石井(2009)は「ケース・スタディ」あるいは「ケース・リサーチ」という語を用いていますが,本項ではこれらの語を「事例研究」と記します.なお,石井(2009)も実証主義的で客観的な科学の重視を根本的に批判し,一事例研究の重要性を提起しています.石井(2009)については,家髙(2023a, pp.59-62)を参照してください.

*15 石井(2009)では,新しいスタイルの事例記述の例として,カルビー社のポテトチップスの「鮮度管理」の概念の成立を,他方,伝統的なスタイルの事例記述の例として,ある医療法人の業務改善活動を取り上げています.

8章　看護学と科学と普遍性―「ケアの意味を見つめる事例研究」から考えるケアの知　　145

こでなされた判断，あるいはそこに働いたであろう天の配剤のような偶然の契機は隠れてしまいます．

・前提とする現実観

伝統的な方法では，現実とは距離をとり，客観性を確保して，現実を，それでしかないという必然の論理で構成します．

他方，新しい方法は逆に，現実についての必然の理解を解きほぐして，偶有性（必然でもなく，不可能でもない様相）の世界を回復させます．

（石井，2009，pp.203-208）（注は引用者による）

以上の伝統的な事例記述は，ブルーナーでは，「論理—科学的な思考」の様式に，新しい事例記述は「物語的な思考」の様式にそれぞれ基づいているとみなされます．したがって，石井(2009)の新しい事例記述は，「迫真性」の成立についての手掛かりを与えていると考えられるでしょう．

前述の通り，「物語」としての事例の記述には「意図の変転」が不可欠でしたが，さらに，（迷いなども含めて）その意図が成立する過程も詳しく記す必要があります．そして，その意図から生じた結果や影響の叙述も，「迫真性」を生じさせるために必須となるでしょう．

また，「物語」における何らかの「困難」などの「通例ではない事態」が，その「物語」に読者を引き込み，説得させる大きな要因となっています．それゆえに，このような「困難」等を詳述しなければなりませんが，「物語」の展開においては「困難」だけではなく，その「困難」に直面したときの「感情」やその「対処」[17]も存しているはずです．したがって，「困難」だけではなく，そのときの「感情」や「対処」の仕方の詳述も，「物語」の「迫真性」の成立に必要であると考えられます[18]．

ところで，石井の主張の特徴は，偶有性や可能性の重視です．

石井(2009, p.124)は，「今ある現実は，つねに潜在した別の可能性を背後に抱えている」こと，つまり，「現実の秩序が必然の過程として形成されていくわけではない」ことを重視します．このような現実観は「偶有性」に立脚していますが，このような偶有的な現実であるからこそ，新たな現実が生み出される（創造される）のです．

---

[16] （前頁）「たとえば，ポテトチップスの商品特性（鮮度劣化する，カサばるなど）という要因を取り上げるとして，伝統的な分析では，それが後のカルビーの鮮度戦略に，どういう影響を及ぼしたのかが分析されます．他方，新しいアプローチでは，『どうして，そのような商品が選ばれたのか』，『選ばれたことで，新たにどういう問題が生まれてきたのか』，さらにそうして生まれた問題に対して，『どういう対処の仕方がありえたのか』，『そのありうる対処の仕方から，どの仕方を選んだのか』といった具体的な人と事物と知識の間の相互作用のプロセスの解明がカギになる」と石井(2009, p.204)は記しています．つまり，伝統的な分析では，ある商品特性は，その後の戦略への影響の「原因」とみなされていますが，新しいアプローチの分析では，その商品を選んだ理由や，そこから生じた問題，さらに，その問題に対して考えられうる複数の対処の仕方，そして，それらの対処の仕方からの選択などが問われています．これらが問われることによって，読者は，その当事者の視点に立つことが可能になるのです．

[17] 「困難」への卓越した「対処」が，CMCにおける「すぐれた実践」です．

146　第3部　「ケアの意味を見つめる事例研究」の学術性

例えば，実践の始まりにおいては想像もしなかったような終結を迎える事例の場合，（第三者の立場からの）必然性に基づく事例記述（伝統的な記述のアプローチ）ではその展開の意外さを示したり解明したりすることはできないでしょう．

そして，石井(2009)の「当事者の視点に立って，その当時の状況を読み解いていく」新しいスタイルの事例記述においては，当事者の視点からみた現実の動態が詳述されているため，読者はその動態を理解するというプロセスを通じて，当事者の体験を追体験するとともに，自身の問題に照らし合わせて，「深い腹に落ちた理解」を得ることができます(石井，2009，p.205).

まとめと課題

本項においてこれまでの議論をまとめたうえで，CMCの「普遍性」について明らかにし，最後にCMCの課題を指摘します．

まず，一事例研究における「普遍性」の主張として，河合の「間主観的普遍性」を紹介しました．河合によれば，一事例研究は，「物語」によって伝えられることで，そのような事例に関わっていない様々な実践者にも役立つという「普遍性」を備えているのです．

では，この「物語」とは何でしょうか．CMCとの関連においては，次のように考えられます．

ブルーナーによれば，「物語」が扱っているのは「人等の意図と行為，そしてそれらの成り行きを示す変転や帰結」です．このことは，CMCにおいては，一連の実践の意図（「大見出し」）や特徴的な実践（「小見出し」）の時間的な展開と何らかの「終結」（退院や看取りなど）にあてはまるでしょう．

そして，「物語」には，（「困難」に代表されるような）何らかの「通例ではないような事態」が含まれることによって読者を引き付けるとブルーナーは主張しますが，CMCにおいても，通常の実践では対応しにくいような事例が多く取り上げられています．

さらに，「当事者の視点に立って，その当時の状況を読み解いていく」事例記述の方法(石井，2009)をCMCで用いることによって，読者は事例の様々な状況を生き生きと思い浮かべながら，その事例の展開とその終結について理解し，納得す

＊18 （前頁）CMCにおいて，「大見出し」や「小見出し」などにおけるメタファーの使用も，「迫真性」の成立に関わっています．ブルーナー(Bruner, 1986, p.22/田中訳，1998, p.35)によれば，メタファーは，惰性的な読解を克服するために，「物語」の雰囲気を変える機能を果たします．つまり，メタファーは，その文脈を奇異(strange)にすることによって，読解の幅を拡げ，読者の理解を進ませるのです．このようなメタファーの働きの結果，読者がその「物語」により深く関与することになるので，メタファーは，「物語」の「迫真性」に関わってくるでしょう．なお，フランスの哲学者P.リクール(Ricœur, 1975, p.391/久米訳，1984, p.405)によれば，「生きた表現は，生きた経験を語る」〔傍点は原著者による〕ので，通常の読解を打ち破り，新たな理解を生じさせるメタファーにこそ，（言語化が困難である）生き生きとした実践を表現する可能性が開かれていると考えられます．

るでしょう．このようにして，その事例研究の「迫真性」が確保されうると考えられます．

「ケアの意味を見つめる事例研究」の「普遍性」における3つの内実

　ところで，このようなCMCの「普遍性」（あるいは一般性）は，およそ3つの内実に区別されます．

　第1は，鯨岡(2012)の「了解可能性」です．鯨岡は，「多くの読み手にとって『なるほど分かる』というように了解可能性が高められたとき，その個別具体の事象はそれを経験した人の内部に閉じられることなく，一般に共有可能な意味をもつものと認めることができる」と主張します．この「了解可能性」には，一連の実践とその意図，さらに，その意図を引き起こした様々な状況，そして，実践が生み出した結果等の詳述が不可欠ですが，CMCではこのような詳述が行われているので，事例の内容とその展開について，「なるほど分かる」という了解が生じやすくなっています[*19]．

　第2は，Y. S. リンカーンとE. G. ギューバ(Lincoln & Guba, 1985)の「転用可能性(transferability)」です．CMCにおいて，特徴ある実践のコツとして「小見出し」が記されています．CMCではこの「小見出し」だけでなく，その実践や実践の意図（「大見出し」），そして，その実践の結果なども記されているので，この実践の特徴や状況が非常によくわかるように記述されています．そして，このような記述のため，類似の実践の状況への「適合(fittingness)」(Lincoln & Guba, 1985, p.124)を行いやすくなっています．このような「適合」を適宜実行しうることが，「転用可能性」です．

　第3は，河合(2001)の「間主観的普遍性」です．CMCにおいては，複数の時期の異なった実践とその終結が記述されていますが，終結に至るまで事例を通して読むことで，その事例特有の全体的な「意味」が理解されます(Polanyi, 2009[1966], p.18/高橋訳, 2003, pp.40-41)．この「意味」は，その実践者の一貫したケアの姿勢やケア観などを含んでおり，個々の実践を支えているような事柄を含みます．

　したがって，このような「意味」は，その事例の諸実践を超えて，対人的な実践全般に関わっていると考えられます．その結果，その事例研究は，河合が指摘するように，事例で扱われている実践に近い実践者だけでなく，まったく異なる実

[*19] この鯨岡の主張と類似しているのが，英国の歴史哲学者W. B. ガリー(Gallie, 1964)の「followability」という概念です．ガリーによれば，その物語の終結までずっとついていくことができ，さらにその終結について受容可能(acceptable)と読者が考えるときが，このfollowabilityに該当します．なお，「物語」におけるブルーナー(Bruner, 1986/田中訳, 1998)の「普遍性」は，この「了解可能性」に関わっています．物語に登場する人々の意図や言動などが「想定しうる経験に合致しうる」と認識されうるのであれば，その物語は「迫真性」をもつと，ブルーナー(Bruner, 1986, p.52/田中訳, 1998, p.88)は主張しています．

践を行っている実践者にも参考になったり，また自分の実践を再考したりする機会になって，その実践者の未来に影響を与えるでしょう．このような事態が，河合の「間主観的普遍性」ではないでしょうか[20]．

以上の「了解可能性」「転用可能性」そして「間主観的普遍性」を備えた CMC は，その読者にとっては，そこに記載された事柄の情報を知るだけでなく，自らの未来の実践に多様な仕方で貢献しうると考えることができます．ここに，一事例研究独自の「普遍性」が存しているのです．

「ケアの意味を見つめる事例研究」の「普遍性」に対する 3 つの疑問とその検討

本節では，河合の主張を参考にして CMC における「普遍」を考察しました．続いて，本節の主張に対する 3 つの疑問について検討します．

第 1 の疑問は，CMC はどの読者にとっても役立ちうるといえるのかどうかということです．看護学関係者に限ったとしても，様々な読者がおり，その経験や背景，価値観は多様です．このような状況において，すべての読者にとって CMC が役立つといえるのかどうかが問われるでしょう．

確かに，読者全員にとって CMC が必ず役立つと断言することは困難です．ただし，CMC が多くの読者に役立ちうることについては，次のように考えられます．CMC では，「問われ語り」において示されているように，実践者本人だけでなく，複数の研究者や実践者の長時間にわたる協働が行われます．この協働の過程において，その実践独自の特徴が明らかにされているのか，また，実践全体についてわかりやすく順序立てられ，（結果の記述だけでなく，「大見出し」や「小見出し」などについて）適切に言語化されているかなどが吟味されます．そして，実践者に近い領域の専門家の参加によって，その実践の特徴がより明確にわかるでしょう．さらに，実践者の領域にあまり関わらないような専門家の参加によって，（専門領域を超えて理解されうる）その実践の重要性があらわになるでしょう．その結果，多くの読者にとって役立ちうる研究が仕上げられうると考えられます．

第 2 の疑問は，もともと言語がついていなかった実践を，適切に言語化できるのかどうかということです．日々の臨床現場での実践は次々と行われており，その 1 つひとつに言葉がつけられることはありえないでしょう．このような実践をどのようにして適切に言語化できるのかということは，CMC に限らず，質的研究全般に関わる問題であると考えられます．

この疑問に対しては，次のように考えられます．CMC は，様々な実践を支えて

---

[20] ブルーナーも似た事態を記しています．「よく書かれたナラティヴを極めて力強く，極めて心地よく…（中略）…しているのは，（バークの意味での）私的な困難を人間全体に通じる窮境（public plight）へと転換していることによる」（Bruner, 2002, p.35／岡本，吉村，添田訳，2007, p.45）．

8 章　看護学と科学と普遍性—「ケアの意味を見つめる事例研究」から考えるケアの知　　149

いる「意図」(「大見出し」)を中心にして，一連の実践を明らかにします．この「意図」は，基本的には同じような状況では変わらず持続します．そして，ケアの実践は，基本的には協働して行われるので，その実践の「意図」は，他の実践者と（ある程度まで）共有可能，つまり，言語化が可能なのです．

以上のように，言語化可能な「意図」に基づいて一連の実践を再構成（再ナラティブ化）するのが，CMC の特徴となっています．もちろん，言語化が困難な実践や場面もありますが，その前後の言語化可能な場面の再構成（再ナラティブ化）によって，このような実践や場面を補うことが可能になるでしょう．

第 3 の疑問は，過去の実践を実践者は正確に思い出せるかどうかということです．これまでに CMC で扱った実践に関しても，数年前の実践というケースがありました．このような場合，実践者が完全に思い出せない場合もあり，時として，「問われ語り」の中で，自らの実践を語り直すときに，過去の事柄を現在から補塡する可能性がありえます．

このような事態に対する対処としては，まず，（カルテや看護記録などの）残されている記録や，同僚や家族の証言を確保することです．このようにして，出来事として生じた事柄をしっかりと確定することが大事です．さらに，その実践者の別の実践と比較検討することが挙げられます．比較することによって，当該の実践の特徴がよりはっきりと思い出され，共有されるようになり，また，その実践者のケア観やケアの基本的な姿勢なども理解されるようになって，その実践をより把握しやすくなるでしょう．

以上，CMC に寄せられる主な 3 つの疑問を検討しましたが，CMC を読者がどのように受容しているのかを調査することも大事でしょう．

本節は，CMC と類似しているいくつかの試みを紹介しながら，CMC における「普遍性」の内実を示そうとしてきました．もちろん，この「普遍性」は，前述の通り，すべての読者にあてはまるとは限りません．しかし，CMC の事例を読む中で「了解可能性」と「転用可能性」，そして「間主観的普遍性」がともに働いているという解明は，従来の「普遍性」を根本的に考え直すだけでなく，「科学」をより広く捉えていく重要な契機になっていると私たちは考えています．

文献
- Bruner, J. (1986). *Actual Minds, Possible Worlds*. Cambridge, Mass：Harvard University Press./田中一彦訳 (1998)．可能世界の心理．みすず書房．
- Bruner, J. (1990). *Acts of Meaning*. Cambridge, Mass：Harvard University Press./岡本夏木，仲渡一美，吉村啓子訳 (2016［1999］)．意味の復権［新装版］─フォークサイコロジーに向けて．ミネルヴァ書房．
- Bruner, J. (1996). *The Culture of Education*. Cambridge, Mass：Harvard University Press./岡本夏木，池上貴美子，岡村佳子訳 (2004)．教育という文化．岩波書店．
- Bruner, J. (2002). *Making Stories：Law, Literature, Life*. Cambridge, Mass：Harvard University Press./岡

本夏木, 吉村啓子, 添田久美子訳(2007). ストーリーの心理学―法・文学・生をむすぶ. ミネルヴァ書房.

- Burke, K. (1969[1945]). *A Grammar of Motives*. Berkeley：University of California Press./森常治訳 (1982). 動機の文法. 晶文社.
- Gadamer, H-G.(1990[1960]). *Gesammelte Werke Bd. 1：Wahrheit und Methode*[6. Auflage]. Tübingen：J. C. B. Mohr(Paul Siebeck)./轡田収, 麻生建, 三島憲一, 北川東子, 我田広之, 大石紀一郎訳(1986). 真理と方法Ⅰ. 法政大学出版局.
- Gallie, W. B.(1964). *Philosophy and Historical Understanding*. New York：Schocken Books.
- Geertz, C.(2000). *Available Light：Anthropological Reflections on Philosophical Topics*. Princeton：Princeton University Press./鏡味治也, 中林伸浩, 西本陽一訳(2007). 現代社会を照らす光―人類学的な省察. 青木書店.
- 家髙洋(2023a). 応答的理性1― 一例を扱う質的研究の正当性のために. 看護研究, 56(1), 52-63.
- 家髙洋(2023b). 応答的理性2― 一例を扱う質的研究の正当性のために. 看護研究, 56(2), 154-162.
- 家髙洋(2023c). 応答的理性3― 一例を扱う質的研究の正当性のために. 看護研究, 56(3), 254-263.
- Iser, W.(1984). *Der Akt des Lesens*[2. Auflage]. München：Wilhelm Fink.
- 石井淳蔵(2009). ビジネス・インサイト―創造の知とは何か. 岩波書店.
- 河合隼雄(1994[1992]). 心理療法序説, 河合隼雄著作集3 心理療法. 岩波書店. pp.3-222.
- 河合隼雄(1995[1993]). 物語と人間の科学, 河合隼雄著作集12 物語と科学. 岩波書店. pp.3-198.
- 河合隼雄(2001). 事例研究の意義. 臨床心理学, 1(1), 4-9.
- 河合隼雄(2013[1976]). 事例研究の意義と問題点―臨床心理学の立場から. 新版 心理療法論考〔河合俊雄編〕. 創元社. pp.207-215.
- 河合隼雄, 鷲田清一(2010[2003]). 臨床とことば. 朝日新聞出版.
- 鯨岡峻(2005). エピソード記述入門―実践と質的研究のために. 東京大学出版会.
- 鯨岡峻(2012). エピソード記述を読む. 東京大学出版会.
- Lincoln, Y. S. & Guba, E. G.(1985). *Naturalistic Inquiry*. Newbury Park：Sage.
- Polanyi, M.(2009[1966]). *The Tacit Dimension*. Chicago：The University of Chicago Press./高橋勇夫訳 (2003). 暗黙知の次元. 筑摩書房.
- Ricœur, P.(1975). *La métaphore vive*. Paris：Éditions du Seuil./久米博訳〔抄訳〕(1984). 生きた隠喩. 岩波書店.
- Vico, G.(2014[1709]). *De nostri temporis studiorum ratione*. Pomigliano d'Arco：Diogene Edizioni./上村忠男, 佐々木力訳(1987). 学問の方法. 岩波書店.
- 鷲田清一(2018[2009]). 落としどころについて―河合隼雄における《臨床》と《対話》. 思想家 河合隼雄〔中沢新一, 河合俊雄編〕. 岩波書店. pp.82-106.

(家髙 洋)

第 **4** 部

「ケアの意味を見つめる事例研究」の

活用と展開

9章

「ケアの意味を見つめる事例研究」を現場で使う

「ケアの意味を見つめる事例研究」(CMC) はその開発の当初から，様々な形で現場の実践者に活用されてきました．CMC が提唱する，「実践に言葉をつける」という取り組みは，現場を元気にする作用があるようなのです．実践の知を開発するためだけではなく，実践者自身が自分のケアを振り返りその意味に気づいたり，他の人と実践を共有してお互いの健闘を称え合ったりするためにも，CMC は活用できます．ここでは，論文を執筆した看護実践者の経験談と，研究としての CMC にとどまらない多様な活用・展開を紹介します．

CMC に取り組んだ経験 1.
「見えた」「伝わった」私たちの看護

研究の概要と取り組むきっかけ

　　私は，同じ病棟の2人とともに2回，「ケアの意味を見つめる事例研究」（以下，CMC）に実践者チームとして参加しました．私はその頃，地方の公立病院にある緩和ケア病棟で勤務していました．私たち3人は事例研究に取り組む前から，「緩和ケア病棟の看護って何だろう？」とよく話をしていました．「自分たちは日々患者，家族に向き合って看護している」と思っていても，それが「見えない」「伝わっていない」と感じていました．しかし，私たち自身も，自分たちの看護を説明できるかといわれると，それができないもどかしさも感じていました．そのようなときに，CMCに出会い，「自分たちの看護が見えるようになり，それを伝えることができるかもしれない」と思った記憶があります．

研究の経験

　　CMCは常に，研究者チームとの「問われ語り」，実践者チーム内での対話を中心に進んでいきます．その中で，私たちがいままでに経験した症例報告などとの大きな違いは，患者の経過や反応を分析するのではなく，私たち自身の看護実践を表現し，私たちは無意識に行っているけれど，でもそこに必ずあるはずの意図を掘り起こしていくということでした．それは簡単なことではありませんでした．なぜなら，自分たちにとっては「あたりまえ」と思い，気づいていないことを言葉にするのが難しいこと，また，「なぜ私は，この場面でこの言葉を発したんだろう？」と，自分の奥底の意図をも掘り起こされるため，どこか自分の"黒い"部分（時には何だか「つらい」とも感じること）も見せなくてはならないという気持ちも正直ありました．

事例を選ぶことの重要性

　自分の看護実践を表現し，その実践の意図を掘り起こしていく研究のため，事例選びも重要だということがわかりました．初めて事例を選んだとき，私は「すごく頑張って病棟全体で関わっていたと思うけど，本当にこれでよかったのかな？もっとできたことはあったのではないか？」という事例を選びました．自分の中で「看護をした」という実感と，「本当にそれは看護だったのか？」という相反するものがあり，心の中でしこりのように残っていた事例でした．

　事例研究を経験して，事例選びで重要なのは，研究する実践者自身がその事例に「深く関わった」と実感できていることだと考えるようになりました．深く関わった事例には，問われれば語れることが豊富にあり，それらが充実したデータとなって分析されていきます．そして，そういう事例だからこそ，やり遂げた感覚も心残りもあり，その両方ともが，この事例をもっと深く振り返りたいというモチベーションになり，納得感のある「看護の知」に導いてくれるからです．

個々の実践はつながっている

　ワークシートが形づくられ，自分たちの実践が「大見出し」「小見出し」へと収斂されていくと，周囲の人たちが「すごい看護だ」と口々に言ってくれた意味が，自分たちでも自覚できるようになってきました．私たちはこの研究に2回参加した際に提供した2事例とも，病棟内での看護を分析しています．三交代勤務の中で複数人の看護師が様々な場面で行っている実践であり，その場面は1回限りの「そのとき」でしかないはずなのに，つながりを感じる実践でした．

　例えば，ある事例（土本ら，2021）では，未告知のAYA世代の患者に対して，残された短い時間，彼女の意思もはっきりしないまま，このまま流れるように過ごさせていいのかと，焦りにも近い思いがありました．その中で，前期，中期の時期では，私たちは告知の是非を考えていました．そのため，「私，死ぬんじゃないかなあ？」という患者の問いに対して，「何か聞いていることある？」と，いまの状況を「知る」ことを希望しているかを問おうとしました．しかし，彼女からは知りたいという希望は感じられず，親もそれを望んでいないということがわかりました．すると，いつの間にか私たちの看護も告知の是非を問うものではなくなり，ただひたすら「いま」を生きている彼女の「いま」を支える看護にシフトしていました．

　後期になり，「私，死ぬんじゃないかなあ？」と同じ問いを彼女が発する場面がありました．しかし，そのときの看護師は，「いま，こうなりたいとか，したいことってある？」と，場面をガラリと変えてしまうように，彼女の「いま」の希望を問うていました．すると彼女は「歩けるようになりたい」と，初めて希望を口にしました．つまり，前期から後期へと時間が流れる中で，実践の行為はそれぞれの看護師で異なり，その時期や患者の身体状況などによってめざすところは変わって

くるのですが，それにもかかわらず一貫して通底した意図をもって，実践をひたすら「積み重ねた看護」がなされていたのだということに気づきました．

また，実践はその都度1回限りですが，患者，家族を俯瞰しながら複数の意図のもとで実践されていることにも気がつきました．前述のAYA世代の患者は，自分のことを語らず，親にすべてを委ねていました．そのため，患者に対しては【関係性をじっくり育て，今まさにある気持ちを知る】【本人主導を貫き，自己表現を後押しする】ような実践を積み重ねつつ，そこから，語り合えなくなっていた【家族の潜在力を信じて家族をゆさぶり繋ぐ】ことで，家族への看護につなげていった様相が見えてきました．1つの意図を単独で達成させることはできませんが，複数の意図を「積み重ねた看護」を実践しながら，より困難に思われる実践を行うことができていたことがわかりました．

研究を通して得られたこと・感じたこと

CMCに取り組む過程を経ていくにつれて，私たち3人は，誰よりもお互いの看護観を知る仲間になっていました．仲間であることの強みは，事例研究以外の場面，特に日常の看護の中で発揮されることとなります．記録や申し送りから実践の意図がつかめるようになり，私は次に何をするかがわかるようになりました．それは言葉を介さずとも自ずと同僚の2人とも共有でき，そして，そうした触発性は私たち3人からさらに病棟内へも伝播し，チーム内の看護として，全体がつながるようになってきたと感じられました．ある認定看護師からも，「事例研究をするようになって，病棟全体が自信をもって看護をするようになったと思う」と言われました．

私たちは，事例研究を論文としてまとめました（野尻ら，2021；土本ら，2021）．すると，論文を読んだ他の病院の看護師や他職種の人たちからも，私たちの看護を理解してもらえるような言葉をいただきました．それはまさに，自分たちの看護，すなわち10年間にわたりこの緩和ケア病棟が培った看護が，「見えた」「伝わった」という実感を得ることができた瞬間だったと思います．

文献
- 野尻清香, 柄澤清美, 柳原清子, 津田朗子, 斎藤瑠華, 海道智美, 土山和美(2021). 緩和ケア病棟における終末期の自覚がない患者の退院支援—積極的対話で真意を把握し在宅へのレールを敷く. 日本がん看護学会誌, 35, 353-359.
- 土本千春, 野尻清香, 柄澤清美, 柳原清子, 土山和美, 白藤恵里子, 海道智美, 宇都宮啓子(2021). 自分を伝えないAYA世代終末期患者の残された「今」を支えた看護—語りあえない家族をゆさぶる. 家族看護学研究, 26(1-2), 188-200.

（野尻清香）

CMCに取り組んだ経験 **2.**
事例研究の出会いからチャレンジまで
─小さな看護実践に光を当てて
その意味を見つめたこと

研究の概要と取り組むきっかけ

　私がチャレンジした「ケアの意味を見つめる事例研究」は，自宅療養を望む重症心不全患者に，訪問看護師が在宅療養全体の受け皿でいることを覚悟し，家族をつなげ，家族と協働して患者に合ったケアを創り出していくという実践により，穏やかな在宅療養が継続できたという事例です．

　このような事例研究(田嶋ら，2023)にたどりついたのは，私が看護師という職業を心から尊い仕事だと思えるようになったのがきっかけかもしれません．自分の人生をふと見つめ直したときに，看護師として何か打ち込めるものはないかと研修などに参加している中で，質的研究の面白さに惹かれました．慣れないながらも，多くの人たちのサポートのおかげで，介護負担や訪問看護師の困難(田嶋ら，2018)などに関する研究を少しずつでも形に残すことができました．実際は常勤として普通に仕事をしながら，休日に研究を頑張るという生活でした．しかし，臨床看護師の私の能力では研究に取り組むにも限界があり，また，研究したことを臨床に返せない自分にもどかしさを感じていました．されど，いまここに看護し続ける私がいる．私は単純に看護が好きだ．不器用だけど看護が楽しいと思う自分に，やっと気づいていました．日々の看護はたいしたことをしていないけれど，それでもいま，この現場の患者・家族の問題を何とかしようともがく自分がいて，参考書にはない看護を試行錯誤しながら必死に工夫して実践している．そしてそれはきっと私だけじゃない……多くの看護師が同じように頑張っている．何とかそれを伝えるべきではないかと思っていました．まずは私の小さな看護の1つひとつを伝えるために実践報告としてまとめ(田嶋ら，2018)，何度か学会で発表していたものの，物足りなさを感じていました．

　そのようなときに，ある学会で事例研究に出会ったのです．それは，「ケアの意味を見つめる事例研究」という研究方法で，一事例を実践者と共同研究者でその看護の意図や意味を深く掘り下げて，研究としてまとめていました．私は，「これ

9章 「ケアの意味を見つめる事例研究」を現場で使う　　159

だ！ 実践を現場感のある言葉で伝えている……. しかもそれを論文として残すなんてすごい. 私もいつかやってみたい！」と, 心の中で小さく叫びながら, ワクワクしたのを覚えています. 早速, セミナーや分析会に参加しながら学ぶ方法を教わるうちに, 私なりに頑張った重症心不全患者への訪問看護について, 事例研究に取り組むチャンスをいただくことになりました.

研究の経験

　最初に, ワークシートに事例の経過を記載してみました. 見よう見まねでなるべく看護実践を詳細に書いたつもりでも, ほとんど人には伝わりませんでした. 分析会で問われたことに対して答えをワークシートに追加記載し, その後も共同研究者の皆さんに, 「問われ語り」を通して実践の意図や意味を丁寧に1つひとつ引き出してもらううちに, 内容は洗練されていきました. 例えば, 初回訪問で, 「素敵な庭ですね. あの書は誰が書かれたのですか？」という私の声かけに対しても, 「なぜその会話を初回訪問でしたのか？」「その意図は何か？」, そして, 「それは具体的にどのように話したのか？」などと問われることで, そのときの映像が思い起こされていきます. その映像は, いままでいつもやっているあたりまえの場面であり, 何だか気恥ずかしいのですが, それを省くのではなく, 浮かんだ映像を具体的な言葉として表現し, どんどん追加していきます.

　実践内容をある程度ワークシートに追加した時点で, 実践のコツとなるものを「小見出し」, 実践の意図や意味(キモ)となるようなものを「大見出し」として考えていきます. 例えば, 「妻にさらっと聞いた」という実践については, 「『さらっと』というのは具体的にどのようにしていたのか？　なぜそうしたのか？」と問われ, 当時そうせざるを得なかった自分に自問自答して, 結局その実践が何だったのかを表現するまで, 時間がかかりました. 考えた結果, つまり妻にとって〈触れられたくない部分を察知して出しゃばらない〉, という「小見出し」にたどり着いて, "それそれ, わかる"というフィット感を共同研究者とともに全員で感じることができました.

　また, 【A氏が望む療養過程全体の受け皿で居続ける】という「大見出し」を見いだしたのですが, それに至るまでも, その感覚をなかなか具体的な言葉にできなかったので, 療養過程や危機を川に見立て, 時々危機を予防しながら, 川の流れを全体的に俯瞰しながら, 受け皿でいようとする自分を絵で表現することで共同研究者の皆さんの理解が得られたので, それを言葉に変えていく作業をしました. この「大見出し」「小見出し」創りにはかなり多くの時間を費やしました.

　このような「問われ語り」を繰り返すうちに, あたかも共同研究者の皆さんが, いままさに一緒に同じ患者を担当して訪問看護をしてくださっているような感覚を覚えました. 実践を一緒に, 深く振り返ってもらえたことで, 私の実践を理解

し応援してもらえているような，とても温かい気持ちになりました．1人の看護師の小さな実践に光を当てて，その実践の意味を真剣に引き出してくださり，さらに論文が作成できるまでのすべてのプロセスを一緒に考えて支援・協働してもらったことは，臨床看護師としてこのうえない贅沢な時間であり，感謝しかありません．

研究を通して得られたこと・感じたこと

　私にとって，普段の訪問看護では自分の実践が正しいのか，その答え合わせはなく，患者や家族が満足していてチーム内のメンバーに異論がなければ，まあまあよかったという感触で，むしろ，あれもできなかった，もっとこうすればよかったと反省することのほうが多いのが通常でした．事例研究では恥ずかしいと思わず，できたところに光を当てて冷静にその意味を問うことで，その実践を人に伝わる言葉にするという経験が得られました．「小見出し」「大見出し」として表現することを繰り返す体験をするうちに，私はいつの間にか，学生や後輩に自分の実践を，見出し創りで使ったような言葉に言い換えて説明している自分に気づきました．また，事例研究には同僚も参加していたので，一緒に学びながら，互いに少しずつ成長し合えたと思います．

　事例研究の取り組みは熟年看護師の私でさえワクワクし，共同研究者と一緒に考えたことで，「看護してよかった，楽しい」と思える経験になりました．それを論文としてまとめ，読んでくださった人もワクワクして「そうそう，わかる！」と感じてくれたなら，互いに看護師が尊い仕事だという思いを共有でき，つらいことも乗り越えていけるような気がします．今後事例研究が増えることで，小さな実践の工夫が広く伝わり，患者や家族の個別性に合わせた，よりよい看護実践につながるのではないかと考えます．

文献
・田嶋ひろみ，飯塚裕美，佐々木真弓(2018)．心不全患者への援助における訪問看護師の困難．日本循環器看護学会誌，14(1)，27-35.
・田嶋ひろみ，柄澤清美，雨宮有子，吉田滋子，山田妙子(2023)．重症心不全患者と家族の穏やかな自宅療養継続を支える訪問看護師の実践─「ケアの意味を見つめる事例研究」による分析．家族看護学研究，29，37-50.

（田嶋ひろみ）

CMC に取り組んだ経験 3.
事例研究を通して
自分の中にコアとなる看護観を見出す

研究の概要と取り組むきっかけ

　私は「ケアの意味を見つめる事例研究」(以下，CMC)を活用し，「本人を看取りの中心に据える」をテーマに，本人の言葉に注目した実践の経緯について事例研究を行い，論文にまとめました(佐藤ら，2018)．80歳代女性，慢性呼吸不全の末期状態の患者(A氏)を看取った実践事例です．

　当時，私はこの事例が「いい看取りだった」と感じる反面，何となくモヤモヤするものも残っていたので，これを何か形にしてみたいと思っていました．そんなときに，「看取り」をテーマに研究者からインタビューを受ける機会があり，それが研究に取り組むきっかけになりました．このとき私は，該当の事例のA氏から「いま，やるべきだ」というメッセージをもらったように思いました．

研究の経験─共同研究者との歩み

　共同研究者とともに実践を振り返ってみて，大変だった点が大きく3つあったと思います．1つ目は，既存の概念を棚上げすること，2つ目は，メタファー化する言葉が自分の中にあまりにも少ないこと，そして3つ目は，何度も共同研究者とやりとりして思考を繰り返す過程に音を上げそうになったことです．最初の2点は，共同研究者が力を貸してくれたおかげで乗り越えることができました．難しかったのは，3点目です．事例研究の過程は，自身の長い支援の過程のどこに焦点を当てるのかを，基本的に1人で考え抜いて，絞り込んでいくものでした．イメージとしては，無駄な部分が削ぎ落とされて骨格だけが残っていく，そして骨格が見えたところで，今度は均整の取れた肉づけを行っていくような感じです．自分1人だと，せっかく削いだところに無駄な贅肉をつけてしまいそうでした．そこで共同研究者が，「いいですよ，いいですよ．でも，ここをちょっと取りましょうか」といった具合に，私の考えを認めつつ，同時に修正を提案する，という作業が繰り返し行われました．共同研究者とは週1回のメールと月1回の面接と

いう形で作業を行いましたが，幸いなことに，私にとってその作業は新たな発見の繰り返しとして経験され，刺激的な時間にもなり，そのおかげで，諦めることなく継続できました．また共同研究者とともに歩む中で，文献の読み方や使い方，論文をまとめるプロセスと構成の立て方，査読への対応などの指導を受け，これもいままでに経験したことのない貴重な機会となりました．

研究を通して得られたこと・感じたこと

この事例研究に取り組んだのは，いまから8年前のことになります．再度自分の論文を読んでみると，自分の書いた論文が，「入院して検査してもらいたい」というA氏の一言をめぐって，自分が行動したことのすべてに意味があったのだと教えてくれるようです．

CMCに取り組んで得られたことは，大きく3つあると思います．まず，自分の実践の意味がわかるので，自信がつきます．次に，事例研究によって自分の中心にコアとなる看護観が形成されるので，その後の実践において常にその看護観と照らし合わせるような「芯」をもつことができます．さらに，既存の概念を棚上げし，具体的に何をしたのかという実践に焦点を当てるという経験は，他の実践にも応用することができます．いまでも，例えば患者の言葉が記録などに上がってきていないときは，「患者さんが置き去りになっているのではないか？」「いま，本人がどう思っているのか，丁寧に向き合うときではないか？」といったように，研究を通して得られた自分の看護のコアの部分が，私に語りかけてくるように感じます．そうした自身の中の対話を通して，いまも実践を積み重ねています．CMCを通じて，私と同じような経験を得る人が増えることを願い，同時に私もまた新たなコアを見つけられるよう，実践に取り組んでいきたいと思っています．

文献
・佐藤美雪, 野口麻衣子, 阿部智子, 徳江幸代, 山本則子(2018). 家族主導で在宅看取りの意思決定が進む中で訪問看護師が行った看取りまでの看護実践―慢性呼吸不全高齢者の在宅看取り事例を通して. 日本在宅看護学会誌, 7(1), 225–234.

（佐藤美雪）

CMCに取り組んだ経験 4.
実践を論文にまとめることの醍醐味

研究の概要と取り組むきっかけ

　私が「ケアの意味を見つめる事例研究」(以下，CMC)で取り組んだのは，難治褥瘡を有するA氏に対する実践事例でした．A氏の長女は，その褥瘡を何とか治したいという思いで，懸命に介護を行っていました．しかし褥瘡は改善せず，次第に長女の疲労の色が濃くなっていきました．その際，訪問看護師が主導してA氏の入院が実現しました．その入院により，その後A氏は無事退院して自宅へ戻り，家族に見守られながら穏やかな最期を迎えることができました．

　私はこの研究の前に，別の事例研究をある学会誌に投稿していました．査読者からは分析方法を明示するようコメントをいただいたのですが，拠り所となる分析方法を記載することができず，掲載に至りませんでした．非常に残念な思いを抱いていたときに，CMCのセミナーが開催されることを知り，参加しました．私はA氏と長女に深い思い入れを抱いていたので，ぜひそのお二人への看護を記述してみたいと思い，CMCに取り組み始めました．

研究の経験

　私は，自分の看護について同僚以外とじっくり話すという経験が少なかったので，当初，事例研究会で発表することにためらいがありました．また，学会発表や論文化を行うことの意味が見出しにくく，迷いもありました．しかし，共著として名を連ねていただく共同研究者をはじめ，事例の分析会の参加者と「問われ語り」を重ねるうちに，そうしたためらいと迷いは払拭されていきました．いままで私が経験してきた事例研究の方法では，患者と看護師のどちらに焦点を当てて描くのかがあいまいで，ともすれば反省文のようになりがちでした．しかし，CMCの「看護師を主語にする」というポイントのおかげで，私自身が考え，実施した看護を中心にデータとして加えていくことができたので，データの加筆と分析は，あまり迷うことがなく進められたと思います．

ただ，論文にまとめる過程で難しさを感じることが2点ありました．1点目は「考察」で，なかなか書き進めることができませんでした．まずは自分で書いて共同研究者に提出し，いただいたコメントをもとに修正するという作業を繰り返しました．2点目は，どのデータを「結果」の中に残すかという判断です．私自身の考えや看護ということもあり，すべてのデータが大事で，そのうえ，すべてが関連しているように感じられました．しかし共同研究者が推敲してくださった結果，文字数が投稿規定と同程度に収まったときは非常に驚きました．投稿後は査読に対応する必要もありましたが，査読者のコメントに落ち込まず，自分で対応ができるところからとにかく早く取り組むことを意識しました．返答の難しいコメントに関しては共同研究者のお力を借りながら，査読対応を重ねました．

研究を通して得られたこと・感じたこと

　その甲斐あって投稿した研究論文は無事学会誌に掲載され（米村ら，2022），本当に嬉しかったです．私たち看護師の間には，言語化されていない看護実践がまだたくさんあると思います．CMCを通して，そうしたたくさんの看護実践が，学会発表や研究論文という形で多くの看護師に共有されていくことを願ってやみません．

文献

・米村法子，野口麻衣子，二見朝子，山花令子，山本則子(2022)．入院を機に難治褥瘡を有する療養者と家族の在宅看取りを実現した看護実践—事例研究．家族看護学研究，27(1–2)，128–141.

（米村法子）

さいたま赤十字病院

組織で CMC を使う **1.**
事例検討から始める事例研究
―ラダー研修

　ここでは，看護師のキャリア開発ラダーの研修内容に「ケアの意味を見つめる事例研究」(以下，CMC)を組み込んでいるさいたま赤十字病院の取り組みを紹介します．

　さいたま赤十字病院では，看護師キャリア開発ラダー研修の1つに「看護の意味を見つめる研修」があります．研修対象は，キャリア開発ラダーレベルⅢ取得者または，レベルⅢをめざす中堅の看護スタッフです．研修目的を以下に示しました．研修の内容の主軸は，CMC に取り組むことです．研修目的と CMC がめざす点が合致しているので，研修内で CMC に取り組むことで，研修目的が達成できることになります．

さいたま赤十字病院　看護の意味を見つめる研修目的
・自己の看護を振り返り，自らの看護実践を可視化する．
・「良い実践」を同僚や後輩に伝え，組織における看護の質向上を図る．

研修の概要―運営方法と人数

　研修はラダー研修に含まれているので，看護部の研修担当が中心となって運営されています．私たち研究者は講師という位置づけで参加しています．

　CMC のプロセスでは，「問われ語り」を中心とする語り合いやグループワークを重要視しているので，ラダー研修でも同様に，語り合いの場となる面接やグループワークの時間を多く取り入れています．そのため研修生の人数は，グループワーク中のファシリテーションや面接が充実するよう，研究者1名につき研修生4名程度を1グループの目安として人数を調整しています．可能であれば1グループにつき背景の異なる複数の研究者で担当したほうが，様々な視点から実践の魅力を見出すことができるのでベストだと思いますが，限界もあるので，看護部の研修担当者と相談しながら運営しています．

研修の全体スケジュール

　表9-1に研修の全体スケジュールを示しました．研修は CMC の方法論につい

166　第4部　「ケアの意味を見つめる事例研究」の活用と展開

表 9-1 研修の全体スケジュールの例

1	**第1ステージ**：看護実践について語り合い，書き出そう
2	**第2ステージ**：看護実践にキャッチコピーをつけてキモをつかんだら，実践内容を整理して見出しをつけよう ①
3	**第2ステージ**：看護実践にキャッチコピーをつけてキモをつかんだら，実践内容を整理して見出しをつけよう ②
4	**第3ステージ**：学会発表抄録とポスターの構成を知ろう
5	**第4ステージ**：論文にも挑戦しよう
6	**事例研究発表会**（ポスター発表）

ての講義とグループワーク，面接を中心に展開し，最終的に論文にまとめて提出します．方法論については，本書の1～8章で説明されているのと同様に，CMC がめざしていることや哲学的基盤，進め方のステップに沿って講義を行っています．

研修期間は例年7月初旬から始まり，翌年3月末に論文提出を終えるまでの約9か月間です．つまり，研修生はなんと9か月間という短い期間で，事例研究を論文まで仕上げているのです．これはとてもすごいことだと，例年感じています．最終的にまとめられた事例研究論文は，自身の看護実践を深く振り返ることができており，しっかり言語化されています．研修生はもちろん日々看護師として働いているので，その中でこの短期間に研究論文を仕上げているということに，感銘を受けます．実際，修了生からは「とても大変だった」と聞くケースが多いですが，一方で，「期限がないと進められないので，むしろ期日が決まっていたからこそ完成させることができたと思う．完成して嬉しい」という声も聞かれています．

研修の回数は6回と限られていますが，単に事例研究を進めるだけではなく，そのプロセスの中で研修目的の達成に向けて，研修生が自身の看護実践をしっかりと振り返り，豊かに語り，そしてその実践を承認できるよう，看護部の運営スタッフと研究者が相談を繰り返しながら，研修をつくりあげてきました．

▶ 研修の進め方

7月に研修がスタートすると，研修は1か月に1回のペースで行われ，年末の第5回目で講義は終了します．その後，メールでやりとりをしながら抄録やポスターを作成し，論文を執筆して洗練させていき，翌年の2月初旬に，第6回の事例研究発表会（ポスター発表）を行います．発表後に研究を論文としてまとめ，3月に看護部に提出するという流れです．

各回の研修時間は，8:30～17:00 のスケジュールで日勤帯の勤務時間内に開催されます．1回の研修の中に講義とグループワーク，面接を組み込み，方法の修得状況に合わせて，個人で研究活動が進められるように構成しています．

9章 「ケアの意味を見つめる事例研究」を現場で使う　　167

▶ 事例をどう設定するか

次に，各研修生が取り組む事例をどう設定するかについて説明します．まず，この研修では，研修生を募ると同時に，次の事前課題の提出を求めています．

・看護実践において，なぜかよくわからないがよい結果になった事例や，よい意味で印象に残っている事例を決定する．事例紹介とともに，なぜこの事例を紹介したいと思ったか，どのようなことがあったのかを丁寧に思い起こし，A4用紙1枚程度に記述する．

2章(➡27頁)でも述べられているように，「よい結果」「よい意味で印象に残る」事例を選定することとしています．研修を開始した当初は，「よい事例」ではなく，「心に残った事例」としていたのですが，すると，「うまくいかなかった事例」「心残りな事例」を取り上げる研修生が散見されました．事例を検討するというとインシデントやアクシデントを想起しがちであることは私の臨床経験からも否めないので，このあたりは看護師ならではの傾向のようです．うまくいかなかった事例でも，振り返りのプロセスで「ここはよかった」という点は見出せるとは思いますが，研修として取り上げるなら，やはり「うまくいった」「手ごたえがあった」と思える事例を選び，肯定的に実践を振り返ることができる事例を取り上げるほうがよいと考えて検討を重ね，事例の設定を変更してきました(山本, 2019)．

各回の講義内容

第1～5回目の講義内容は次の通りです．

- **第1回目**：初回は，研修の目的とCMCの意義とのつながりを意識し，CMCがめざしていること(1章を参照)や哲学的基盤(7, 8章を参照)を軸に講義を行います．そのうえで，意識化/言語化のステップ(3章を参照)について講義を行います．

- **第2・3回**：第2回と第3回を第2ステージとし，主にメタファー化(4章を参照)に関する講義を行います．キャッチコピーや「大見出し」「小見出し」を検討する段階で，模擬事例を用いながら研究のプロセスがイメージできるよう進めていきます．

- **第4・5回**：第4回は第3ステージとして学会発表抄録やポスターの作成方法(4章➡74～77頁)，第5回は第4ステージとして再ナラティブ化(文章化)(5章を参照)について講義を行います．研修終了後に研修成果をブラッシュアップして学会発表へと進む場合もあるので，学会発表などで必要となる抄録やポスターの作成方法から，学会誌への投稿を意識した再ナラティブ化まで，本格的な内容を盛り込んでいます．実際に発表された事例研究や論文を紹介し，完成のイメージをふくらませられよう工夫しています．

- **第6回**：最終回となる第6回は発表会のみです．発表はポスター形式で行われ，研修生だけでなく，関心のある看護スタッフは参加が可能です．コロナ禍中は，

オンラインでも参加可能とするなど，工夫しながら例年開催されています．

以上のプロセスを経て，発表会後には，事例研究を論文にまとめて提出します．

事例研究をどう進めているか

研修生は講義で修得した事例研究の方法を用いて，自身が選定した事例で研究を進めていきます．

初回に4〜6名単位のグループを組み，研修生同士でそれぞれが選んだ事例を紹介します．ホワイトボードなどに文字や図形を使ってわかりやすく表現する「ファシリテーション・グラフィック」(堀，加藤，2016)の手法を取り入れ(野口，2019)，講師がファシリテーターとなってグループワークを進めます．適宜メンバーやファシリテーターから事例を提供する研修生に質問を投げかけながら，事例の共有を図ります．研修生は様々な質問に対し，自分の言葉を使いながら自身の看護実践を語っていきます．この「問われ語り」の過程で，実践していたときに考えていたことや意識していたことがよみがえり，意識化が進みます．研修生からは，「自分が普段何気なく行っていることが意味をもっていて，患者さんのためになることに気づかされた」「いろいろな視点の意見があり，自分の行動の中に自分が気づいていなかった意味を見つけられたのは新鮮な発見だった」といった声が聞かれています．

グループワークの後は講師と個人面接を行い，今度は講師との「問われ語り」を通して意識化/言語化を深めていきます．

初回以降こうした語り合いを重ねていきます．4〜5回目頃になるとお互いの事例について熟知してくるので，ディスカッションによりさらに深い実践の意味や意図が浮き彫りになることが多く，メンバーもさらに生き生きと語り，のめり込んでくる印象を受けます．

▶ グループワークでわかり合える

グループワークは，他部署のスタッフと看護の考え方を意見交換したり共有したりすることができる有意義な場となっているようで，研修生から好評を得ています．研修でもグループワークは重要な取り組みとして位置づけており，できる限り多くの時間をあてています．それだけ，CMCの意識化/言語化のステップは有用だということであり，グループワーク中の研修生の表情や研修生の声などからも，研修生同士が互いにエンパワメントされているように見受けられます．

運営スタッフをつとめている病棟師長に話を聞くと，かつては夜勤中や昼休みなどに先輩や同僚と看護について語る機会があったけれど，近年は二交代制の導入や勤怠管理の徹底などによって，看護師同士が直接語り合う機会が少なくなっており，さらにはコロナ禍の影響により，カジュアルなコミュニケーションでさ

えも不十分という現状があるようです．実際，2021年度の研修では新型コロナウ
イルスに感染した患者への看護実践事例が複数取り上げられており，看護師の語
りを聴くと，看護師の抱える悩みや苦しみ，フラストレーションなどを共有する
場の必要性を感じました．その意味でも，研修でのグループワークは看護師同士
が接する場として，お互いを元気づける貴重な機会にもなっていると感じます．
今後も引き続き，大切な取り組みとして位置づけていきたいと思っています．

ラダー研修で事例研究を行う強み

　　　事例研究に取り組む背景には様々な目的があると思いますが，本項のようにラ
ダー研修などのキャリア開発ラダーに事例研究を取り入れるメリットについて，
施設と研究者双方の立場から考えてみます．

施設のメリット

▶ 事例研究を通して自分の看護実践を振り返ることができる

　　キャリア開発ラダーの中には，自分自身の看護観を考察する目的をもつ研修が
あると思います．そのような目的をもつ作業には，CMCのプロセスは十分にマッ
チすると思います．日々の中に埋もれている実践を深く深く意識していくことで，
自身の看護実践の意味・意図が必然的に意識できます．

▶「見える化」―壁にぶち当たったときこそ大事

　　修了生の感想を示しておきます．
　　「自分の看護というものを"見える化"できたのは，すごくよかった．壁にぶち当
たったときこそ大事だと思った」
　　「研修を経験する中で，不透明で見えなかった部分がすごく多かったことを認
識できた．……自分がやっていることを見失ったりしているときに，自分がこん
なことをやってきたんだなと振り返ることができると，モチベーションの維持に
すごくつながる」
　　いずれも非常に興味深く，研修を通して自身の看護実践を振り返ることの意義
を実感していることがよく伝わってきます．

▶ 仲間と一緒に進められる

　　研究に取り組まれた経験のある人は，研究で悩んでいるときに同志の存在が励

みになったことはないでしょうか．研修の開催方法や研修生の人数にもよりますが，さいたま赤十字病院の取り組みはまさに，部署を越えた看護師仲間同士で語り合い，苦労や喜びを共有し，お互いにエンパワメントし合う機会になっているようでした．現場の看護師の活力や仕事へのモチベーションにもつながっていると思います．

研究者のメリット

素晴らしい看護実践の知見を研究として積み重ねていきたいという研究者の視点からは，次の2つのメリットが挙げられると思います．

▶ 研修期間内に事例研究が完成する

最も大きいメリットは，研修という決められた期限内に事例研究が完成するということです．研究者としての自身の経験上，研究活動は生みの苦しみ，自分との闘いであり，つい先延ばしにしてしまいがちです（研究者の読者にはきっと「うんうん」と頷いてもらえるのではないでしょうか！）．一方で，期限があれば必ず終えることができたという経験もあります．期限があるのは大変ですが，その間に事例研究という作品が完成し，同時に研修目的を達成することは，メリットが非常に大きいと思います．

▶ 事例研究に取り組みやすい環境が整っている

事例研究を行うためには，最初に方法についての理解や語り合いの場の設定などの準備が必要です．しかし，研修で行う場合には，方法の知識を得る場も語り合いの場もすでにある程度整っているので，研究に取り組むための個々の準備や労力が軽減されます．ラダー研修に事例研究を取り入れることは，参加者にとって有益だと思います．

文献
・堀公俊, 加藤彰(2006)．ファシリテーション・グラフィック—議論を「見える化」する技法．日本経済新聞出版社．
・野口麻衣子(2019)．実践の言語化と共有，そして全員参加を促す—ポジティブ事例検討会におけるファシリテーションの極意．訪問看護と介護，24(3)，173-178.
・山本則子(2019)．なぜ看護師は「事例」から学ぶのか？—現場で行なう事例検討会の意義と可能性．訪問看護と介護，24(3)，160-164.

(仁昌寺貴子)

東京女子医科大学

組織でCMCを使う **2.**
専門看護師による事例研究

　東京女子医科大学(以下，本学)には，病院看護部と本学の看護の教育機関とで協働する「看護職キャリア開発支援部門」という組織があり，両者で取り組むべき様々なテーマをプロジェクトとして展開しています．2018年11月には新たに「看護研究推進プロジェクト」を立ち上げ，このプロジェクトの当時の副部門長であった筆者らは，プロジェクトとしての最初の企画案を練ることになりました．看護研究推進プロジェクトの目的は，病院看護部と本学の看護の教育機関による研究活動やその支援の取り組みを通して，臨床における実践，教育，研究の質の向上を図る，というものです．

　プロジェクトの取り組みとして筆者らは，「ケアの意味を見つめる事例研究」(以下，CMC)のセミナーを開催しました．このセミナーを契機に，本学に属する3つの病院(東京女子医科大学病院，足立医療センター，八千代医療センター；以下，本学に属する3つの病院)では従来からの取り組みにCMCを活用し，成果を得ています．ここではセミナーの概要と，取り組みがCMCの活用を通してどのように展開していったかを紹介します．

「ケアの意味を見つめる事例研究」セミナーの開催とその効果

　　看護研究推進プロジェクトの発足後間もなく，筆者らは看護研究に関する教育支援・啓発活動の企画として，院内の様々な実践を多くの臨床看護師が広く学外に向けて発表できるよう，学会発表に向けたサポートを開始しました．そして2019年10月に，CMC検討グループのメンバーであった筆者(池田)が中心となり，初回となる「ケアの意味を見つめる事例研究」セミナーを開催しました(**図9-1, 2**)．臨床看護師が印象に残っている，また手ごたえを感じた実践を事例研究としてまとめていくプロセスについて，模擬事例を用いながら，分析から発表まで演習を通して学ぶことで，看護研究成果を公表するための一助とすることをめざしました．

　　初回のセミナーには臨床看護師とともに大学院生も参加し，32名で開催しま

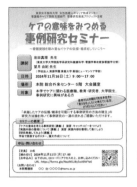

図9-1 「ケアの意味を見つめる事例研究」セミナーのリーフレット

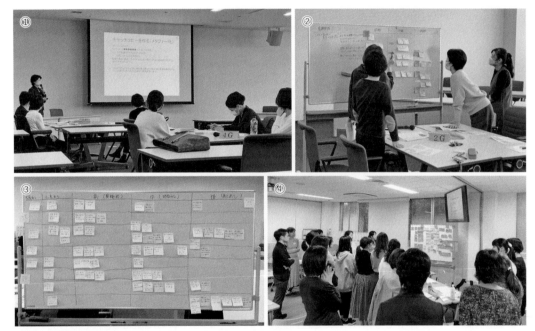

図9-2 セミナーの様子

した．どのような視点で看護実践を捉えていくのか，模擬事例をもとに看護実践について，「看護師」を主語にしながら探求し，実践の中で行われた様々な行為を表現しました．実際にその実践を見ていない人にも伝わるような言葉を考えるために，セミナーでは特にキャッチコピーをつける（池田ら，2018）などの演習を活発に行いました．その結果，研修の終了後には複数の参加者から，ぜひ実際の自分の事例を分析したいという申し出がありました．そこで，プロジェクトメンバーがコンサルテーションを受け持つ形で事例研究に取り組み，4名の看護実践者が学会発表を行うという成果を得ました．もともと，本学に属する3つの病院では，1年に1回，合同研究発表会を開催していました．その中の発表演題はこれまでも事例発表が多かったので，研究方法論のセミナーは非常に待ち望まれており，親和性が高かったと思います．

9章 「ケアの意味を見つめる事例研究」を現場で使う　　173

専門看護師による倫理調整の実践に「ケアの意味を見つめる事例研究」を取り入れる

これまでの専門看護師による倫理調整の取り組み

　本学に属する3つの病院には2024年度現在，9領域25名の専門看護師がおり，看護部に所属しながら各々の専門分野で活動しています．専門看護師は2009年から連絡会をもって活動し（その後，認定看護師，診療看護師，特定行為研修修了者，看護師と統合した「スペシャリスト会」へと名称変更），「実践」「コンサルテーション」「調整」「倫理調整」「教育」「研究」という専門看護師の6つの役割機能を効果的に果たすための検討や取り組みを行ってきました．経験的に，この中でも特に難しいのは倫理調整だと感じています．なぜなら，患者が病いとともに治療を受けながら自分らしく生きる手立てを探し，実現していくこと自体が難しく，その支援にも当然，困難を伴うからです．

　本学に属する3つの病院の専門看護師が行う倫理調整に照らして考えると，看護倫理の研修で持ち寄った事例が倫理調整につながったり，あるいはコンサルテーションで看護師から打ち明けられた倫理的な悩みが発端となり，情報を収集する中で倫理的な問題が浮き彫りとなって倫理調整が開始されたりするなど，倫理調整を開始する契機があいまいな傾向がありました．そのため，「倫理調整を行った」という実感が後になって湧いてくることが多く，専門看護師が「これで本当によかったのか」「もっとできることがあったのではないか」という疑問や後悔の念を残すケースもしばしばでした．そして，まさにこのような状況にある中で，CMCがセミナーを通して紹介されることとなりました．

　これまでの事例検討では，「患者」を中心にして行うことが大半であったため，CMCが看護師を「主語」とするような形で，専門看護師が倫理調整で何を大事にし，いかに実践しているのかを「自分」の内側から記述したり語ったりすることはほとんどありませんでした．また，本学に属する3つの病院では普段から，インフォーマルな場で専門看護師同士が悩みを共有し，サポートし合う習慣はあったものの，その後の実践にも活かせるような実践知を獲得するまでの手ごたえは得られていませんでした．そこで，CMCを通して，自分たちの中で引っかかりを残した倫理調整の実践をじっくりと振り返り，そして実践の中で自身が大事にしている視点や意味を発見し，患者や家族へのこれからのケアにつながるような「手ごたえ」「ヒント」をつかみたいと考えました．さらに，こうした思いと考えは，専門領域や院内外を問わず多くの専門看護師に通じるはずという確信があったので，共同研究者として看護教員も関わって事例研究を行い，その成果の公表までを見据えることとし，事例研究会として計画的に取り組むことになりました．

「ケアの意味を見つめる事例研究」を活用した
事例研究会の実際

　事例研究会は，専門看護師と看護教員を構成メンバーとして，倫理調整の実践に限定して実施しました．すべての専門看護師から有志を募り，7名が参加しました．領域は，がん看護，急性・重症患者看護，慢性疾患看護，老人看護，小児看護，精神看護の6領域でした．研究会は2021年7月から開始し，1か月に1回のペースで曜日を固定し，夕方の2時間程度で開催することとしました．当時はコロナ禍ということもあり，オンライン会議システムを活用し，その後も同じ形態で継続しています．

　まずは準備として，先述した本学内の「ケアの意味を見つめる事例研究」セミナーと，東京大学で開催されている同セミナーに全員が参加し，事例研究の概要，特に方法論について学びました．

　事例は，「この前，ちょうど悩んだ事例があった」「うまくいった事例があったので振り返りたい」「何だか引っかかっている，気になる」など，各々が印象に残った事例を選び，CMCで用いられているワークシートに記述しました．ワークシートは研究会当日までに事例提供者から事例研究会のメンバーに配信され，各自が事前に目を通し，それぞれの実践や実践における思考について，率直に驚いたことや気になったこと，尋ねたいこと，もっと知りたいことなどを持ち寄り，研究会に臨みました．

　本項執筆時点で，研究会では6名の専門看護師が7事例の事例提供を行っています．当初は1人の1事例につき5〜6回の研究会を行い，事例の分析にあてていましたが，回を重ねるうちにワークシートへの記述や「大見出し」「小見出し」創り，表作成のコツをつかめるようになり，1事例あたりの会の回数は徐々に減っています．

　事例提供者がワークシートに記述した看護実践をメンバー間で「問われ語り」を通して語り合い，実践の意味や意図，コツの意識化/言語化が促進されます．特に看護教員は，専門看護師にとって「あたりまえ」のことについて「どのようにそうしたのか？」「なぜそうしたのか，感じたのか？」という問いを投げかけます．すると事例提供者も他のメンバーも，思考が一度停止するような感覚に陥り，自身の「あたりまえ」を問い直して再度実践を振り返りながら言葉を探し，表現します．これにより，どのように実践していたのか，その実践が何に向けられていたのかがわかってきます．加えて，「患者・看護職関係の変化や患者をめぐる状況の急激な変化」(山本，2018)といった「看護実践の重要な転機(潮目)」への着目と，そこにどのような実践があったのかという省察が促されます．こうしたプロセスを経て，ワークシートには，自分では意識しておらず暗黙知化されていたレベルの記述が，回を重ねるごとに追加されていきました．

　事例研究をまとめるステップは，「意識化/言語化」「メタファー化」「再ナラティ

ブ化(文章化)」の3段階にまとめられています(山本, 2018). なかでも「大見出し」「小見出し」をもとに「表」を作成する段階では，特に産みの苦しみを味わいます．しかしそれを逆に楽しもうとすることで，自分と仲間の実践が言葉になっていく過程のわくわく感や，生まれた言葉が腑に落ちる感動も大きくなります．事例研究の醍醐味の1つは，仲間と共感し合えるこの分析プロセスにあるでしょう．

「ケアの意味を見つめる事例研究」の活用を通してみえてきた共有できる知見

　事例研究会は専門看護師にとって，自分が何を大事にしながら，いかに実践しているのかを他の専門看護師や看護教員から問われることによって実践の深い省察がもたらされ，メタファー化を可能にしてくれる場となっています．メタファー化を通して端的に表される言葉によって，「そういうことだったのか」と腑に落ちる感覚を得て，本当の意味での実践の意味や意図がわかり，次の実践へと活かされていきます．研究会ではまさにいまも，このプロセスを体験中です．事例研究会は，このように，実践から生まれた「手ごたえ」「ヒント」をさらに現場へと実装していくための，いわばリフレクションの場になっているといえます．それぞれがお互いの経験に触発され，自身の経験を想起し，ともに省察を深める貴重な機会です．

　これまでに取り組んできた7例の倫理調整の実践の分析結果を照らし合わせると，それぞれが複雑で難しい場に直面し，よくない状況あるいは結果をもたらすリスクを予見しつつ，どのように対応すべきか悩むところから，倫理調整が始まっていることがみえてきました．また悩み始めるその手前には，患者やスタッフが発した言葉に引っかかりを抱き，その言葉を気に留める，という行為がありました．さらに，悩みを抱くからこそ，目の前の状況や，患者・家族，関係する人々の考えや価値観を理解するために対話の機会をもち続ける，ということも共通していました．これらはCMCを通して言葉となり，わかったことです．倫理調整においては，「悩むこと」それ自体がその後の展開に重要な意味をもつことがわかり，これは専門看護師にとっては，1つの救いとなる知見でしょう．

　このように1事例ずつ事例研究を積み重ねることで，倫理調整を貫く原理もつかめてくる実感があります．CMCは，専門看護師の実践に対して適用しやすい取り組みとして，広く取り入れられると考えます．

事例研究会の継続のコツ

　事例研究会がいまもなお継続している理由は，実践知がわかっていくことへの

感動や面白さ，さらにそれが現実の実践に役立つという実感や手ごたえを得られる点にあると考えています．これを可能にしているのが，「問われ語り」の対話です．事例研究を通して問いかけ，語り合う豊かな対話そのものが，実践の意味や価値をお互いに共有し保証し合えるピアサポートの場を創っています．

　一方で，「問われ語り」は本人がみえていたつもりになっていたけれどみえていなかったこと，いわば盲点に対する問いかけに，その場で応えようとする試みといえます．これまでの研究会では，看護教員の問いかけに，事例提供者の本人はもちろん，メンバーも同じように刺激を受け，あたかも1人ひとりが自分に問われているかのような緊張が走る瞬間がありました．ただこれこそ，メンバーが同じような経験を共有している証であり，問いかけが，皆で新たな言葉を探すための協働を促すという重要な役割をもっていることがわかります．これにより，メタファー化の質も変わり得ます．その意味でも看護教員との協働が可能かどうかも，研究会を長く継続させるための重要なカギです．

おわりに

　CMCを活用した研究会を通して，専門看護師が，患者と家族を前にして悩みつつも実践していることを仲間と振り返り，「問われ語り」を通して自分が大切にしている看護の軸に気づき，実践の深い省察につながっていることを，筆者らは実感しています．そしてそこで得たものが，次の実践へと活かされていきます．そこで今後は，事例研究会で得た成果を文章化して公表し，より多くの専門看護師と実践知を分かち合うこと，さらに専門看護師に限らない看護職にも事例研究の輪を広げることが目標です．引き続き，積極的に取り組んでいきたいです．

文献
・池田真理, 柄澤清美, 山本則子(2018). 2. 看護実践を書き出してキャッチコピーをつくる. 特集 ケアの意味を見つめる事例研究―現場発看護学の構築に向けて. 看護研究, 51(5), 414-422.
・山本則子(2018). 1.「ケアの意味を見つめる事例研究」着想の経緯と概要. 特集 ケアの意味を見つめる事例研究―現場発看護学の構築に向けて. 看護研究, 51(5), 404-413.

（池田真理・山内典子）

台東区立台東病院

組織で CMC を使う **3.**
退院カンファレンスにおける活用

「ケアの意味を見つめる事例研究」(以下，CMC)で用いる事例研究のワークシートを，カンファレンスや新人教育に活用している病院があります．東京都台東区立台東病院です．そこで，中野博美看護介護統括部長に，院内における事例研究ワークシートの活用の経緯と実際の様子について，筆者(高岡)がお話を伺ってまとめました．

台東病院の概要

東京都台東区立台東病院(以下，台東病院)は，台東区にある 120 床の病院です．台東区が開設し，公益社団法人地域医療振興協会が管理しています．8 階建てで，病棟(一般病棟，回復期リハビリテーション病棟，医療療養病棟)と老人保健施設(150 床)が含まれています(図 9-3)．

〔本項は，高岡茉奈美，古木晴美，中野博美(2022)．退院カンファレンスにおける活用—台東病院の取り組み．看護研究，55(3)，276-286 より一部改変，抜粋して再掲〕

病院における事例研究ワークシートの活用

事例研究ワークシートの活用に至るきっかけ

▶ 看護実践に自信を

中野博美看護介護統括部長(以下，中野氏)が台東病院に着任したのは，2013 年のことでした．その頃，中途採用の看護師が数多く入職していました．中には仕事に疲弊感や劣等感を抱えて入職を希望してきた看護師もおり，自身の看護実践を肯定的に捉えることができず，自信を喪失している傾向が見受けられました．

そこで中野氏は，人員確保やケアの質向上の観点から，看護実践に対する自信を創出する組織的な取り組みが必要であると考え，2014 年 10 月から事例検討会を始めることにしました．当初の事例検討会は，看護師がそれぞれ独自の様式で事例をまとめたものを共有する形式で実施していました．しかし，患者の状態は詳しく紹介されるものの，発表内容には看護師の実践が含まれていないことが多く，事例のまとめ方や事例検討会の実施方法の検討が必要と考えていました．

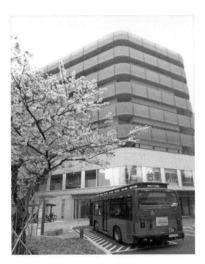

図9-3 台東病院の外観

▶ 事例研究との出会い

　2015年，中野氏は東京大学の山本則子教授（以下，山本先生）らが，CMCの開発の一環で行っていたインタビュー調査に参加しました．その際，山本先生に事例のまとめ方や院内の事例検討会について相談したところ，山本先生らが進めている事例研究を紹介されました．関心を抱いた中野氏は，第19回日本看護管理学会学術集会（2015年8月28〜29日）の企画であるインフォメーションエクスチェンジ「事例研究から看護管理学を創ろう：福島の経験を知に」に参加しました．この企画も，山本先生らによるCMCの開発過程で開催されたものであり，この中で，事例研究のワークシートが紹介されていました．中野氏はこの企画から，看護師が考えたことや看護実践内容の表出に事例研究を活用できる可能性を感じ，院内の事例検討会に事例研究ワークシートを使用したいという希望を山本先生に伝えました．これを機に，事例研究に関する院内勉強会が開催されるようになり，事例検討会に事例研究のワークシートが用いられることとなったのです．

　また，台東病院では入職2年目の看護師による事例の発表会が毎年4月に行われており，現在ここでも，事例研究のワークシートが活用されています．以下では，この2つの場における事例研究ワークシート活用の実際について，主に事例検討会での活用を中心に紹介していきます．

事例研究ワークシート ver.4.0 （ / / ） 発表者名 （　　　　　　　　　　　）　　　　　　　　事例 （ｲﾆｼｬﾙ　　　）さん （　　）歳 （男性・女性）

どうしてこの事例を紹介しようと思ったか（タイトルへの第一歩）：	事例の概要：

事例の経過と看護実践

	前期	転機1	中期	転機2	後期
利用者・家族の状況		何がきっかけだったか？		何がきっかけだったか？	
看護師が考えたこと		どのような変化があったか？		どのような変化があったか？	
実践内容 ①思いつくまま書き出す ②その行為の意図・目標・ゴールを考える。 ③意図・目標ゴールごとにまとめる（下に）。		看護実践は		看護実践は	
実践の意図・意味ごとに見出しをつけて、実践内容をまとめる	* * *	利用者・家族の反応・変化？	* * *	利用者・家族の反応・変化？	* * *
利用者・家族の反応・変化					

事例の教訓（事例から学んだこと）：	話し合いからの学び

図 9-4　使用している事例研究ワークシート
ver.4.0 のワークシートを使用しています．

事例研究ワークシート活用の実際

▶ 事例検討会での活用

　台東病院の事例検討会は月1回1時間，1事例の発表を実施しています．病院機能と老人保健施設の機能を同一の建物に有する医療・介護一体型の特徴を活かして，病棟，外来だけでなく老人保健施設も含めて，持ち回りで事例を紹介しています．

　事例検討会では，実践での気づきや看護師の達成感を高めることを目的としているため，事例担当者が実践の結果を「成功」と捉えている事例を選択しています．事例担当者は事例研究ワークシートを用いて，実践内容を言語化します（**図9-4**）．事例にて提供された看護実践とその意図，結果として患者と家族にどのような変化がみられたかに着目し，事例の経過に沿って文章化していきます．この作業では，事例担当者だけでなく，実際に事例に関わった部署内のスタッフも一緒に事例を振り返りながら文章を推敲します．

　事例検討会は，担当看護師による事例の概要発表，質疑応答，参加者によるグループワークののち，その内容を全体で共有する構成です．参加者が実践の肯定

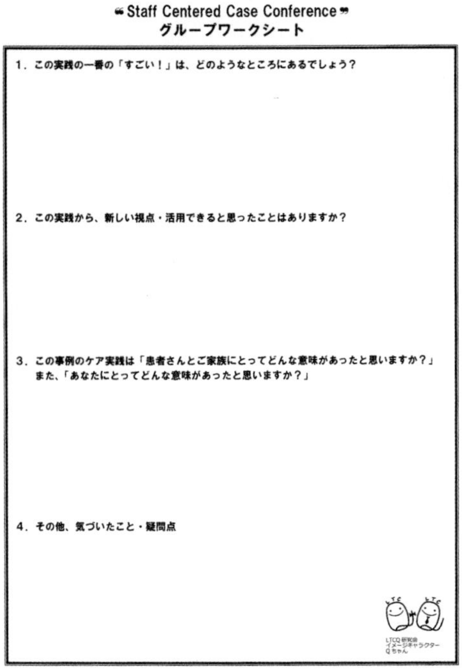
“Staff Centered Case Conference”
グループワークシート

1．この実践の一番の「すごい！」は、どのようなところにあるでしょう？

2．この実践から、新しい視点・活用できると思ったことはありますか？

3．この事例のケア実践は「患者さんとご家族にとってどんな意味があったと思いますか？」
また、「あなたにとってどんな意味があったと思いますか？」

4．その他、気づいたこと・疑問点

LTCQ研究会
イメージキャラクター
Qちゃん

図 9-5　グループワークのシート

的な側面に着目できるように工夫したグループワークシート(**図 9-5**)を使用し，ディスカッションに取り入れています．この実践の何がすごいか，どんな点が活用できると思うか，また実践の意味について，1グループ5〜6人くらいで話し合います．検討会の進行やグループワークの司会は，主に師長や主任などの看護管理職がつとめることになっています．

事例検討会には，院内の看護職・介護職だけでなく，連携している病院や施設の職員や看護研究者，および大学院生も参加しています．検討会の最後には中野氏と外部の参加者よりポジティブなフィードバックを行うことで，客観的な視点を取り入れた事例の振り返りが実現しています．さらに，担当部署の管理者が事例に関わった医師などにも声をかけて参加してもらい，看護職の考えを多職種で共有しています(**図 9-6**)．

❶ コロナ禍の中での事例検討会

事例検討会は2022年3月現在(『看護研究』誌掲載当時)，1つの会場に集まることなく，オンライン会議システムを用いて各所属部署から参加する形式をとっています．コロナ禍を受けて職員専用のWi-Fiが整備され，自分の携帯や職場のパソコンを通じて院内のどこからでも，事例検討会に参加可能となりました．コロナ禍の当初，事例検討会は2か月ほど中断していましたが，2020年8月からオンライン会議システムを活用して実施を再開して継続しており，現在，毎回30名程度が参加しています．

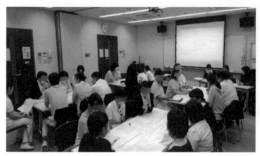

図9-6 2020年以前の事例検討会の様子

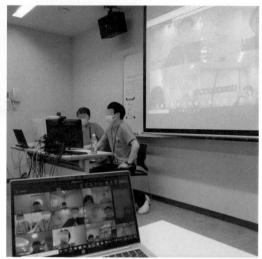

図9-7 2020年以降の事例検討会の様子

　中野氏は参加者の役割を明確にするため，まずグループ分けを行い，各グループの司会や記録などの担当を決めます．そして，参加者が事例に目を通してから参加できるよう，記入した事例研究のワークシートを事前に共有することとしています．これらの工夫により，オンライン会議システムを用いて以降，1人ひとり確実に，グループワークで意見を述べることができるようになったといいます．
　また中野氏は，グループ内に各部署のメンバーが少なくとも1人は含まれる形で，グループ分けを行っています．グループワークを通して，自部署だけでなく他部署のスタッフの様子を，グループワークの司会をつとめる管理者に把握してもらうことがその意図です．検討会では時々音声トラブルなども起こりますが，院内のシステム管理者のサポートを受けながら運用できているようです(図9-7)．

❷ 事例検討会の継続のコツ

　台東病院での事例検討会は，中野氏が開催を始めた2014年から継続的に実施されており，途切れることがありません．中野氏は継続の秘訣として，次の4点を挙げました．

- 年間計画に組み込む

　中野氏によると，事例検討会を年間計画に組み込むことで継続が可能になっているといいます．年度はじめの段階で検討会の実施日と担当部署を提示しており，各部署は発表予定をあらかじめ把握し，事前に準備ができます．事例の選定方法や発表者の選定に各部署の師長は悩んでいると思われますが，成長の機会と捉えて依頼しているようです．

- 時間は毎月1回1時間のみ

　スタッフの負担にならないよう，実施時間は1時間のみとされています．中野

氏は，「もう少し話したかったと思うくらいがちょうどよい」と感じています．ま
た事例担当者も，グループワークの時間をしっかり確保できるように時間配分を
考えながら発表できているようです．

- **実践から共に学ぶ場**

　反省すべきところがない実践はないが，それよりも，うまくいったことや効果
的だったと思われることに焦点を当てて，その経験知を共有し，共に喜びとする
場にしたいと，中野氏は考えています．そのため，「ネガティブなことは言わな
い」「相手の意見を否定しない」ということが，事例検討会のルールとなっていま
す．さらに，グループワークシートを用いることで，実践のポジティブな面に目
を向けて話し合うことができています．事例担当者が，早く発表したいと中野氏
に伝えてくることもあるようです．事例検討会をスタッフがネガティブに捉えて
いない様子がうかがえます．

- **外部の参加者によるフィードバック**

　先述の通り，事例検討会には自施設以外の職員や看護研究者・大学院生なども
参加しています．外部の参加者がいることで，ほどよい緊張感が保たれています．
外部の参加者から検討会の最後にポジティブなフィードバックをもらうことで，
スタッフにとってよい刺激となっているといいます．

❸ **事例検討会による効果**

- **スタッフがポジティブな意見をスラスラと言える**

　中野氏によると，事例検討会を継続して開催することで，実践のよい点を見出
す力がスタッフに身につくそうです．グループワークシートは毎回回収されてお
り，以前よりも表面的ではなく，実践の本質を捉えた内容になってきているとい
います．

　さらに，経験年数に関係なく意見を言うことができています．2 年目の看護師
でも，「自分はこう思う」「自身の実践にはこう活かしたい」という意見をスラスラ
と言うようです．

- **事例担当者/看護師の価値観や考えが伝わる**

　事例研究ワークシート（**図 9-4**）に沿って記入することで，事例担当者の意図や
考えがしっかりと言語化されます．それにより事例担当者が何に悩み，どのよう
なことを考えているのかを共有することができ，スタッフ同士の理解の深まりに
もつながります．また前述の通り，看護師だけでなく，介護職や医師など多職種
が事例検討会に参加することで，看護師の考えが多職種に伝わる機会になってい
ます．

- **「自分の大切な人に届けたい看護」の実践が拡がる**

　台東病院の看護部では，「自分の大切な人に届けたい看護」を理念に掲げていま
す．「命に関わること以外であれば，何をやってもいい．まずは相談に来てほし
い」と，中野氏は日頃よりスタッフに伝えています．こうした中野氏の言葉に加え
て，事例検討会が「こういうこともしていいのだ」ということが伝わる場となって

9 章　「ケアの意味を見つめる事例研究」を現場で使う　183

おり，固定観念にとらわれることなく，「もしかしたらできるかもしれない」という発想を生み，実践に結びついているようです．

● 看護管理職の成長の機会

中野氏は，事例検討会の進行を師長や主任などの看護管理職に委任しています．そこには，検討会やグループワークの進行を通してファシリテーション能力の向上や，スタッフの意見を聞く力をつけてほしい，という中野氏の思いが込められています．筆者もこの事例検討会に参加していますが，会の進行は非常にスムーズであり，グループワークにおいても，司会は参加者に発言を促すだけでなく，意見を否定せず議論を深めるファシリテーターに徹しており，会を円滑に進めていくうえで看護管理職が果たしている役割の大きさを感じています．

● 院内の課題を解決し，ケアの質向上をめざす場としての事例検討会へ

中野氏によると，台東病院では入院期間が長期にわたる患者が多く，積極的な退院支援が行われていない点が課題と感じられていました．そのため，事例検討会を「退院カンファレンス」とし，退院につながった事例の発表を行う形に位置づけました．これによりスタッフの退院支援に対する意識が高まり，本人が望んでも退院が難しく感じられるような事例でも，どのような支援や準備があれば退院できるかという視点から検討が重ねられ，実際に退院につながるケースが増えました．こうした事例は，2016年と2020年に日本慢性期医療学会，2021年には日本家族看護学会での学会発表につながりました．

そして2021年12月からは，せん妄に焦点を当てて事例検討会を実施しています．事例検討会を通して，不要な身体拘束や不適切なケア，対象者の人権侵害となる可能性を少しでも小さくすることが目的です．このように，院内の課題を事例検討会のテーマとすることで，ケアの質向上につなげています．

▶ 看護師教育における活用

❶ 新人から2年目へのステップ

冒頭で述べたように，台東病院では入職して2年目を迎えた看護師による事例の発表会が毎年4月に行われており，事例を発表する際に事例研究のワークシートを活用しています．発表会は先輩看護師に成長をみてもらう場であり，新たに入職した1年目の看護師には，1年後の姿をみせる場にもなっています．事例研究のワークシートを通して自身の実践を言語化することで，発表した看護師は自分の成長を実感できているようです．

❷ 発表に向けた準備

1年目の看護師は4月に先輩の発表を聞いているため，来年は自分たちが発表するものと理解しています．そのため夏頃から，発表する事例について師長と相談を開始します．毎月の事例検討会に参加し，事例研究のワークシートの記載方法を1年間かけて学んでいきます．

❸ 先輩の思考を学ぶ

発表会に向けては先輩と共に準備を行うので，発表者の2年目の看護師はその中で，先輩の思考過程を知ることができます．発表会終了後の2年目の看護師の感想からは，先輩とともに実践を振り返ることで，その当時の先輩の実践や言葉の意図を把握することができたという言葉が聞かれるようです．

おわりに

中野氏による事例研究ワークシートの活用と院内の仕組みづくりは，事例担当者の看護実践に対する自信を生み出すだけでなく，さらに，組織全体のケアの質向上のための取り組みへの拡がりも生み出していました．中野氏は，「ワークシートの，"看護師が考えたこと"の項目欄が重要だと考えています．当時の患者の病状や状態と看護実践を何度も振り返り，自分の思考とその時の感情もまじえて表現することで，看護師自身の看護観が表現されると感じている」といいます．

事例研究ワークシートは，看護実践の言語化を促進することで，事例検討会を看護職間，および看護職と他職種間の相互理解の場にしていました．事例検討会の仕組みづくりにより，「もっとこうすることができたはず」という反省会になることなく，月に1度，病棟や施設の垣根を越えて実践から共に学ぶ場となっていました．さらに事例研究ワークシートは，新人看護師の成長を示すツールとしても活用されています．

コロナ禍が長期化し，医療従事者の疲弊や離職が課題となっています．これらの課題は一朝一夕で解決するものではありませんが，課題解決に向けた院内で実施可能な方策の1つとして，台東病院の取り組みは大いに参考になるのではないでしょうか．

（高岡茉奈美，執筆協力：中野博美）

ケアプロ訪問看護ステーション東京

組織でCMCを使う **4.**
訪問看護における活用

　私たちケアプロ株式会社は，東京都中野区と足立区を拠点に，訪問看護事業所を運営しています．一事業所あたり常勤換算20名以上（全国平均5名前後）の看護師，理学療法士，作業療法士が所属し，訪問看護サービスを提供しています．

ケアプロ訪問看護ステーション東京の概要と教育体制

　当事業所の特徴は，働く看護師が新卒から若手，中堅，ベテランと，比較的幅広いスタッフが所属しているということです．看護教育機関を卒業してすぐに訪問看護師として就業する新卒訪問看護師を毎年2〜3名採用し，ステーション全体で育成に取り組んでいます．また，臨床現場を3〜6年程度経験して転職する若手の看護師の就業も多いです．

　このような中でケアプロ訪問看護ステーション東京では，教育支援体制の一環として事例研究活動をとり入れています（**表9-2**）．

　ご利用者様への実践をもとに，「ケアの意味を見つめる事例研究」（以下，CMC）の手法で事例研究を行い，定期的に学会発表を行うようにしているのです．

　ここでは事例研究の活動と，事例研究を行った後のステーションへの応用についてご紹介します．

〔本項は，岡田理沙，小倉遊，高田雄貴(2022)．訪問看護における活用―ケアプロ訪問看護ステーション東京の取り組み．看護研究，55(3)，246-261より一部改変して再掲〕

表9-2　ケアプロの教育体制（一部）

・オリエンテーション教育
・各種外部研修
・ケアプロ勉強会（疾患・病態看護・症状別看護など）
・ラダー研修
・ステップを踏んだ同行訪問・振り返り
・カンファレンスでの事例検討
・事例研究活動

導入の経緯と活用の実際・意義

訪問看護の特徴と課題

　訪問看護には様々な特徴があるので，その一部をご紹介します．

　まず，訪問看護の対象となる利用者は多様な疾患を持ち，その病期も様々で，個別の医療上の課題やニーズがあります．当事業所で対象とするご利用者様は，乳幼児から超高齢の方まで様々です．そのため1人ひとりの状況が異なり，医療的介入などの共通項が見つけにくく，クリニカルパスのような統一的なケアや介入方略が適さないことが少なくありません．

　また，治療を目的とした看護介入よりも，その方の暮らしの支援を目的とすることが多いので，その方の価値観に合わせた介入を第一に考えて個別の看護が展開されます．それにより，訪問看護師とご利用者様とその家族との関係性が，「ケアを提供する訪問看護師」と「ケアを受ける利用者」というサービスの授受に基づく関係性を超えたものとなることもしばしばです．ご利用者様や家族と関係を築き，その関係の中で看護が行われます．

　訪問看護サービスの提供される時間やタイミングにも，特徴があります．訪問の時間や頻度は医療保険や介護保険などの保険制度で変わりますが，1週間に数回，30〜90分程度です．病院のように24時間，患者様を看護師が観察し，関われる状況ではありません．限られた時間内でのケアや関わりとなり，断続的にサービスが提供されることになります．そのため，お会いしていない間の生活の様子を常に想像しながら，ご利用者様や家族，サービス関係者からの情報や言葉を収集して統合しつつ，看護介入を進めていく必要があります．

　また，看護介入はご利用者様を支援する医療・介護スタッフと協働して展開されます．協働する関係者が同じ事業所や法人に所属することは少なく，同じ時間やタイミングで訪問したりすることも稀です．その中でサービス関係者の介入状況や考えを汲み取りながら，協働して介入することが求められます．

　さらに，訪問看護は基本的に看護師1人で訪問するため，ご利用者様の前で起こる様々な現象や状況を1人で判断して対応し，看護をやりきる必要があります．1人で訪問するという特性上，その時の場面や状況，現象を他の看護師と一緒に共有することが難しいケースも数多くあります．

▶「素晴らしい」看護実践を言語化するうえでの壁

　以上のような状況の中で，訪問看護師はあらゆるチカラを使いながら，迷いつつも判断を下し，タイミングを見計らいながら，とても自然にご利用者様や家族に直接的・間接的に関わっています．これらの関わりがあってこそ，ご利用者様の生活全体を支援し，人生における意思決定への支援も可能となっている場面が

あります.

　一緒に働く訪問看護師同士で同行訪問をしてみると，ご利用者様のご自宅で，同僚看護師の「素晴らしい」実践に触れることができます.ご利用者様や家族の一挙手一投足を見逃さず，時には頃合いをみながら声をかけたり，あるいは沈黙の形で間をはかったり，あるいは一気にことを動かすような積極的な介入をしてみたりと，卓越した様々な実践があります.

　しかしながら，どんなに卓越した実践をしていても，やはり基本的に1人で訪問するため，その「素晴らしい」実践そのものが，看護師同士で共有されにくいという課題があります.それを打破しようと，まずはご利用者様への看護実践を言葉にしてみようとするのですが，「ケア」や「アセスメント」「配慮」「傾聴」というような大きな言葉となり，実践にひそむ繊細なニュアンスや意図，看護師自身の思いは言葉としてなかなか伝えられず，あるいは伝わらず，数々の「素晴らしい」実践が内在化してしまいがちです.

　また，当事業所は若手の看護師が多く，入職当初は初めての訪問看護に不慣れで，不安を抱えながら実践に取り組みます.そのため，同行訪問をしてその都度，助言や指導を行います.様々なご利用者様と関わる中で試行錯誤するうちに，やがて一通り業務を遂行できるようになります.しかし訪問看護の現場は常に多忙であるため，すべての実践を内省し，言葉にするための時間や機会を確保することが難しいのが現状です.業務を遂行することだけに集中していると，バーンアウトに近い状況にもなりかねません.しかも，多忙ゆえにご利用者様を取り巻く1つひとつの状況に目を向ける余裕がなく，その結果，"こなす"看護になってしまう危険もあるのではないかと考えられます.

「ケアの意味を見つめる事例研究」との出会い

　このような課題を抱えていたとき，ある1人のご利用者様への関わりについて振り返りたいという看護師の希望から，一緒に働く看護師3名と話す機会がありました.そのときに，CMCの手法を用いて執筆された研究論文に出会いました.安塚則子氏らによる，「訪問看護師が実践する家族介護者への代理意思決定支援—胃瘻造設の決定を支援した訪問看護の事例」(安塚，森元，和智，野口，山本，2015)という論文でした.

　この研究では，家族介護者が代理意思決定をするという状況への支援について記述されており，家族が行っている介護の一部分を訪問看護で代替し負担を軽減することで，心身の余裕を持っていただくという支援を行っていました.「代理意思決定支援」ということで直接的な介入ではないかもしれませんが，論文にはとても共感できる実践が記述されていたのです.

　そして，この研究論文を看護師と読んでいる中で，あえて意味づけや意識化をしていないケアにも，重要な介入があることに気づきました.そして，意識して

いないケアの方法や方略，タイミングのはかり方，言葉がけや言葉選び，対象の言動から状況を把握することなど，意味ある実践は，現場にはまだまだたくさんあるのではないかと思いました．これらは伝えることがとても難しく，しかしながら，とても重要であると考えました．

これをきっかけに，山本則子先生が主催するCMCのセミナーに参加することになりました．セミナーでは，現場で起こっている事象について「良い」「悪い」を問わず，ありのままに，利用者やその周りで起こっていることをはじめ看護師の気がかりや気づきなどをまずは捉え，その中にある引っかかりやターニングポイントから現象をひもとき，興味と関心を持って深掘りしており，私にはとても印象的でした．そうした取り組みの中から実践の「キモ」や「コツ」を見つけ出すことができ，その過程はとてもワクワクするものでもありました．そしてそこから導かれる言葉は，「アセスメント」や「配慮」といった大きい意味をもつものではなく，実践した看護師1人ひとりの考えや思いが反映され，看護師同士で共有が可能な親しみやすいものでした．セミナーを通して，CMCはとても効果のある取り組みだと思いました．

「ケアの意味を見つめる事例研究」を教育支援体制に取り入れる

そこで，ケアプロ訪問看護ステーション東京における教育支援体制の1つとして，CMCの手法を用いて事例研究に取り組み，その成果を学会で発表することを，教育プログラムに位置づけてみることにしました．

まず，事例研究に取り組む看護師は，それまでに担当したご利用者様の中から印象に残った方を選びます．その際，なぜその方が印象に残っているのかを，素直な気持ちで言葉にします．このとき，エピソードを書きとめておくことも大切です．そして，「経過表」のような形で時系列に，その方への関わりや，関わりの中で起こった出来事などについて，その時の看護師の思考や感情もありのままに記載します．すらすら書き出せたり話したりできる場合もあれば，逆になかなか言葉にしにくい場合もあります．

その「経過表」をもとに，看護実践を行った看護師だけでなく，実践に関わる看護師も一緒に語り合い，学んでいきます．それぞれ事例に対して興味を持ったことについて質問し合い，たくさんの対話を重ねる中から，その実践における看護の「キモ」を見出していきます．

実はこうした活動のプロセス自体が，看護師に対する教育的効果を高めていると考えています．特に，1つひとつ個別に展開されるご利用者様への看護実践に対するリフレクションが，より深まります．実践の意味を多角的に捉えることができたり，あるいは，無意識に関わっていた実践に大きな意味があったことを見出したりしながら，ご利用者様や家族の状況が好転することを願い，看護師が大

切にしている関わりの意味に気づくことにつながります.

さらに，CMCにおける意識化/言語化のプロセスにより，語り合い，対話するチカラがつきます．興味を持って相手の言葉を聞き，そして相手がその時の状況を想起し，実践の「キモ」を見出せるように問うことは看護実践のうえでも非常に重要であり，チーム力がつく活発なコミュニケーションを可能にすると思います.

そしてメタファー化のプロセスでは，既存の知識にとらわれず，実践の意味や意図を理解しやすく伝えられるような言葉を探していきます．なかなかハードな作業ですが，看護師同士で共有できるキャッチコピーを見出せたときは，お互いの看護を理解できたようでとてもうれしく，ワクワクする気持ちになります.

このように，1つひとつの実践や関わりの中で看護の意味を見出すCMCは，看護師としての成長を促します．看護師が自らの実践に自信を持ち，さらにそのような看護師が結集した事業所としての実践に自信を持ち，やりがいを感じながら新たな看護実践への原動力を呼び起こす経験が，CMCを通して得られると思います．これからの発展に期待しながら，現在も取り組んでいるところです.

文献
- 安塚則子，森元陽子，和智理恵，野口麻衣子，山本則子(2015)．訪問看護師が実践する家族介護者への代理意思決定支援―胃瘻造設の決定を支援した訪問看護の事例．家族看護学研究，20(2)，68-78.

（岡田理沙）

実践する訪問看護師の立場から
―活用の経験と成果

ケアプロ訪問看護ステーション東京では，新卒から訪問看護に入職したスタッフは3年目に事例研究を行い，学会で発表することが教育プログラムに位置づけられています．私は新卒から訪問看護を始めて6(2025年時点で9年目)年目になりますが，3年目に事例研究に取り組み，第9回日本在宅看護学会学術集会(2019年12月7～8日)において，「パーキンソン病利用者と医療者の対話を通した自己管理促進の支援―コンコーダンスの概念を用いた関わりから」というテーマで発表しました．本項では，この取り組みの実際とその後のステーションでの活動についてご紹介します.

私にとっての3年目での事例研究

▶3年目で言語化できた私の違和感

　訪問看護師として3年目になり，単独での訪問の機会も増え，自分で考えた看護の経験が少しずつ積み重なっていく中で，私は周りの先輩看護師との違いにも，徐々に気づくようになりました．

　印象的だった出来事があります．私は新卒から訪問看護を始めたこともあってか，「『生活の視点』ばかり看て，『医学の視点』で看ることができていないのではないか？」といったフィードバックを投げかけられることがありました．そのたびに私は，「生活の視点」と「医学の視点」は本当に対立するものなのだろうか？　どちらかしか選べないのだろうか？　と違和感を抱いていました．また，「ご利用者様の病気をコントロールすることや予後の改善を図ること，寿命を延ばすことが医療職の使命であり，そのために自分たちは医療をもって指導し，管理しなければならない」といった風潮があるようにも感じていました．

　例えば，「死んでもいいからタバコを吸いたいんだ！」と，がんの末期の方が物怖じせず主張するような場合，それが病気のコントロールとは真逆の意見や希望であっても，医療職が許可するという形をとりつつ，希望に沿う方法が検討されることが比較的あるように思います．しかし慢性疾患や神経難病など，病とともにあることが日常となっているご利用者様の場合には，なぜか，予後が長くなることや病気をコントロールすることが最も大切なことであると，医療職が無意識に盲信しているようにも感じました．

▶違和感をなくすのではなく，大切にする

　私が出会ったご利用者様は皆，私とは全く異なる世界観や価値観，思考過程，意思決定の中で生きている方たちでした．これまでの生活の積み重ね，つまりその人自身の生育歴や思考の癖，何を大切にして何を恐れるのか，そして周りの環境など人生の様々な蓄積から導き出された生活を送り，お一人お一人がその人なりに自分の人生を一生懸命生きているのだと気づきました．病気になったからといって皆が皆，予後を改善し寿命を延ばそうと，病気を管理・コントロールすることを目標に生きているわけではないのだという，当たり前のことを感じました．

　私自身も健康のために良いことばかりを選んでいるわけではなく，無駄なく走り続けているわけでもないし，この方たちと似たところがあることにも気づきました．そして，それ自体が「人間らしい」ということなのかもしれないと思いました．そう考えると，私とは別の人間であるはずのご利用者様は自分の延長線上にいて，いつかは自分も目の前にいるご利用者様の立場になるかもしれないと思ったりもしました．すると，これまで感じていた違和感が，とても大切なものに思

えてきました．そして，医療を受ける側・与える側という二項対立の関係をほどいた先に，大切なものがあるのかもしれないと考えるようになりました．

　いま思えば，この頃の私は，自分の中で生じる数々の違和感に投影された形で見えてくる「自分が大切にしていること」や「軸になる考え方」に気づく準備をしていた時期だったのかもしれません．そして私は，違和感をなくそうとするのではなく，自分の中にしっかりあるものとしてとっておこう，そして言語化していこうと思いました．

　3年目を迎え，こうした自身の考えが無意識のうちに行動につながったり，時に新たな考えを発見したりしながら実践を重ねるうちに，自分で考えて実践した介入が，良い方向に向かうケースも出てきました．しかし，それが何を意味しているのか，それまで知っていた言葉や理論では表すことができませんでした．そのような中で，CMC を通して考え，言語化に挑戦する機会を得ました．

「ケアの意味を見つめる事例研究」への挑戦

▶ "予感"のするご利用者様を選ぶ

　まずは，どのご利用者様を取り上げるかを決めました．事例を選ぶときには，反省したいことがある事例や，すでに言語化できている事例ではなく，実践の中に素敵に思えるものや大切なものが詰まっていそうな予感がするものの，まだそれが何なのかわからずもやもやしている，というような事例を選ぶことが大切だと思います．もやもやしていた部分を言語化し，事例を通して自分が大切にしていることを発見することが，自分の軸をつくっていくきっかけになると思うからです．また，自分がどういう看護をしているのかを周囲に伝え，理解し合える機会になるとも感じています．

　私は，1年目の頃から訪問している，ホーン・ヤールの重症度分類Ⅲ以上のパーキンソン病の方を取り上げることにしました．この方は，症状日誌を書くことや他人に管理されることを好まず，自分で考えて自分で決めたいという気持ちがとても強く，生活の主導権を絶対人に引き渡さないと決意している力強い方でした．このご利用者様から，「薬のために生活しているのではなく，やりたいことのために薬を飲んでいる」という言葉をいただき，ハッとしたこともありました．なぜこの言葉に私はハッとさせられたのだろうか，まだ言語化して理解できていない大切なことがありそうだ，という予感を持ったことが，取り上げることにした理由です．

▶ 大まかな経過表をもとに対話を行う

　まずは経過表をイメージし，看護記録を見たり記憶をたどったりしながら思い

出したことを書き出し，その中での出来事をざっくり書いてみました．それと同時に，ご利用者様と看護師との会話や，その時の看護師の思考の内容，ご利用者様と看護師の行動や発言も，思い出すままに書いてみました．

この経過表をもとに，同じご利用者様を訪問したことのある先輩看護師とは別の部署にいる先輩看護師と，一緒に対話をしました．先輩看護師からのたくさんの質問に答えてみたり，あれこれ悩んでみたり，当時の状況を思い出したりしながら，ご利用者様と看護師の間に起こっていた現象を深掘りしました．そして，ご利用者様との関わりの中で，特に大切なものが詰まっていそうな場面(時期)を詳しく分析しようと定め，その場面におけるご利用者様の変化を軸に，さらに掘り下げました．試行錯誤を重ね，行ったり来たり考えをめぐらせながら，その場面や状況に名前(キャッチコピー)をつけていきました．

▶ 文献や書籍を参考に，ご利用者様とのやり取りや起きた変化に，どんな意味があったのか考えてみる

次に文献や書籍にもあたって，ご利用者様と看護師のやり取りにはどのような意味があったのか，深く考えてみようと思いました．その中で偶然，「コンコーダンス」に関する書籍に出会いました(安保，武藤，2010)．「コンコーダンス」とは，医療者と患者が対等な関係で意思決定に関わり，患者の考え(価値観・信念・ライフスタイル)と医療者の考え(治療方針を含む)が一致するよう尊重し合い，患者と医療者の話し合いのプロセスを重視する概念です．私はそれまで「コンコーダンス」という概念を知りませんでしたが，こんな考え方があったのか，これは私が普段実践するときに大切にしていることに近いかもしれない，と感じました．

「コンコーダンス」という言葉と出会ったことで，慢性疾患を抱える人と関わる際には，あくまでも最終決定権は看護師や医療職ではなくご利用者様本人にある，という点を意識することが重要だと知り，私の違和感の根っこはここにあったのだと気づきました．そこでコンコーダンスについての論文を探し，それらをもとに分析を重ねていきました．このステップも，先輩看護師と議論を繰り返しながら取り組みました．自分ひとりではなく誰かと取り組むことで，自分だけでは見えなかったものが見えてくることがたくさんあり，コンコーダンスという概念を実践レベルで表現すると，「あなたが大切にしていることをわたしも大切にしたい」という姿勢を体現することなのではないかと考えたりしました．

▶「何を伝えるために学会で発表するのか」を考えて発表資料をつくる

事例研究では先輩看護師と対話を繰り返し，いろいろな視点から深掘りして分析を重ねました．その中で，学会発表に向けて発表形式を整えつつ，実践をもと

に何を伝えたいのか，何が見出されたのか，どのような意味があったのかが伝わる形で資料の作成をめざしました．自身の意図や考えが伝わるスライドになっているか，伝わる言い回しになっているかなど，事例研究を一緒に取り組んでいないスタッフにも確認しながら，資料を完成させました．その結果，無事に学会発表を終えることができ，幸いなことに，オーラル賞をいただくこともできました．

「ケアの意味を見つめる事例研究」に取り組んで大切に思ったこと

▶ 好奇心を持って対話をしてくれる誰かと一緒に取り組むこと

　研究を行う過程では，事例で取り上げたご利用者様を訪問したことがある先輩看護師ではなく，先述の通り，部署が異なる先輩看護師と一緒に対話を重ねました．

　私としては特別なことを実践している意識がなくても，少し状況を説明しただけでは伝わらない部分がたくさんありました．そのような部分は，自分ひとりではなかなか気づくことができません．実はそこに，実践の大事な「核」になっている部分を理解するポイントがあります．先輩看護師との対話を通して，私が言語化して自覚できていない部分を先輩看護師に引き出してもらったりしながら思考を洗練させていくことで，実践の持つ意味の解像度が高くなっていきました．

　話を聞く側は，「それはこういうことだ」と，すでにある理論や自身の持っている考えなど既知の枠組みにあてはめず，相手の話を聞きながら，「もしかしたら自分が知っている，言い表せることとは少し違うのかもしれない」という，未知の余白を残した状態で聞くことがポイントになると思います．そのためにも，相手にはどんな世界が見えているのだろう？　という好奇心を持つことが大切だと思います．

▶ いったん置いて寝かせること

　この研究の一連の過程は一気に進めたものではなく，全く取り組まない時期もありました．最初は1か月に1回程度で対話を行っていましたが，少し煮詰まった時期もあり，数か月間中断することもありました．特に経過表をもとにご利用者様とのやり取りや，その中で起きた変化にどんな意味があったのかを文献や書籍を参照しつつ，先輩看護師との対話を通して考える段階は時間がかかり，時にはいったん寝かせて間を置きました．その時間を持つことで，落ち着いて客観的に考えることができたり，自分のこだわりが当初よりも小さくなることがあったり，また，理解できたつもりになっていたけれど本当にそうだろうか，と自身の考えを見直したりする機会にもなりました．

対話の合間が1か月以上空くと前回の内容を忘れていることも多いですが，それが逆に実践の核になるところを新鮮な感覚で探ることにつながり，豊かな対話の余地をつくるようにも思いました．

▶ 横道に逸れることを恐れない．時間はかかるもの

通常，業務時間内に行うことは極力，無駄を省きたくなります．しかし，事例研究は筋道を立てて効率よく進めようとすると，結局はつまらないものになってしまいます．なぜなら，大事なことはまだ言語化されていない部分にあり，言葉を見つけていくにはかなりの時間と体力がいるからです．

事例を検討する中では，私が話をし，先輩看護師は私の話から連想して自身の体験やそれに基づく推測などを話し，さらに私がその話から連想して話をする，といった場面がしばしばありました．話を聞いて連想する出来事は，必ず何かしらの理由でその事例とつながっています．直接関係はしなくても，話をしたり聞いたりすることで，事例を多様な視点でみることができました．視点をできるだけ広げるためには，思う存分，"横道に逸れる"ことが大切だと思います．

▶ 最初から1人ですべてを理解しようとし，
綺麗につくり上げようとはしない

まずはゴールや結論を決めずに，もやもやした泥のような部分を出し切ることが重要だと思います．泥の中に，大切なことは埋まっていると思うからです．

今後学会で発表したいからといって，焦って最初から1人で綺麗につくろうとしてはいけないと思います．最初から1人でつくれるものは自分がすでに理解しているということなので，それを超えたものをつくることはできません．事例研究をしたつもりが，単に自分が見せたいことをただ書き連ねただけ，という結果にもなりかねません．それは出来合いに近いものであり，他の人が聞いても，「どこかで聞いたことがある」と感じられることが多く，大きな学びにはなりません．自分でもよくわからない部分にこそ，大切なことが眠っています．それは実践だけではなく，その中にあった自分の感情や思考，行動，相手の反応などもその場に開示し，誰かと一緒に眺めてみて発見できるものです．発見を重ねた後の段階で綺麗につくり上げてこそ，より真に迫った，質の高いものになると思います．事例研究に取り組むのは貴重な機会なので，皆が驚くものにできたら面白いですね．

▶「ケアの意味を見つめる事例研究」を振り返って

事例研究の活動は，私にとって訪問看護における自分の軸をつくっていくきっ

かけになりました．自分の軸になる考え方を見つけられたことで，言行一致につながったり，1つの事例だけでなく他の事例にも応用できるようになったと思います．

また，事例研究自体が意味のある取り組みですが，これを誰かと一緒に取り組み，対話をするという過程に大きな意味があるように感じます．対話を通して，看護師は何を大切にし，どのような思考や感性を持って取り組んでいるかを言語化することになります．一緒に取り組む相手は，そこから自身との共通点や相違点を見出し，対話の中で語られる出来事等を通して，お互いに理解し合うことが促されます．その過程で見出された思考過程や実践の成果は，対話の相手から事業所内，さらに学会等の場で広く公表することで，さらに多くの人に波及していきます．

自身の思考過程をたどり，語ることはなによりの自己紹介になります．こうした効果を考えると，自分の所属する事業所で対話を実施できたことにも，大きな意味があったと思います．

「ケアの意味を見つめる事例研究」をステーションでの活動に応用する

私は，事例研究において先輩看護師と一緒に行った対話の過程を応用し，ステーション内で毎週実施しているカンファレンスにも活用しています．

▶ カンファレンスの概要

訪問看護の現場は，基本的に1人です．単独で訪問する場合は記録や社内のSNSからしか，実践は見えてきません．スタッフからの発信がない限り，個々が困っていることもうまくできたことも，伝わってこないのが現状です．その中でも，困難な場面では助け合い，お互いをケアしながらチームワークを発揮しなくてはなりません．そのため，カンファレンスの中で企画を考え，参加者個々の価値観や考え方，大切にしていることを知り，認め合うことをめざしています．さまざまな企画を通して，ステーションとして大切にしていきたいことを発信し，それらを積み重ね，ステーションの文化を形成することを意図しています．

カンファレンスは毎週1回40分，スタッフ全員が参加して開催しています．内容は事業所内の連絡事項やご利用者様の看護方針の共有のほか，その時々で題材や企画を決めて取り組んでいます．数名のスタッフが，カンファレンスの運営係となって活動します（図9-8）．カンファレンスの企画の多くは，スタッフからの希望を募って検討します．業務時間内に1時間近く，参加する20人以上の職員全員に学びがあるよう運営するのは容易ではなく，事前の準備段階が重要になります．

準備	①困っていること/発信したいことについて事情聴取, 状況の整理
	②本当の課題/伝えたいことやメッセージを一緒に探す 　→ファシリテーター役と議題の提案者とで一緒に掘り下げ, 共通認識を持つことが大事
	③目的・今回実現可能なゴールの設定, 適切な運営方法や構成の検討
当日	④当日の運営, 議事録作成, アンケートの依頼
振り返り	⑤アンケート結果の分析・振り返り

図 9-8　カンファレンス運営係の活動の概要

▶「ケアの意味を見つめる事例研究」における対話を取り入れる意義

　カンファレンスにありがちな特徴として, 事例を単純化し, 教科書的に正論に沿って「もっとこうすればよかった」と, 反省会のように振り返ってしまうということがあります. これだと気分は落ち込み, やった気にはなっても真の課題には迫れないことが多く, 次に活かせることも少ないように思います.

　訪問看護師が実践する現場で起きていることは状況が複雑で, 考慮することがたくさんあり, うまくいった場合は何が功を奏したのか, うまくいかなかった場合は何が理由なのか, 様々な要素が絡み合っていてわかりにくいです. 看護師はその都度ベストを尽くし, 正論通りに進んでいない場合も多いですが, そこには理由や意味が必ずあるはずです.

　カンファレンス係の1つの仕事は準備段階にあり, そこは, 特に事例研究とそれに伴う対話が応用されている場面でもあります. 無意識のうちに「反省会」を行おうとするスタッフ（企画者）とカンファレンス係数人で, まずは対話を進めます. CMC に取り組んで大切だと思ったことに留意しながら, 状況をできる限り, ありのまま対話の場に提示し, お互いに好奇心を持って語り合いながら, 具体化したり深掘りしたりしていきます. そうすることで, 複雑な状況で起こっていた事例でも, そこで起こっていた現象の解像度が上がり, 思考過程が見出され, 無意識的に行っていた実践の意識化につながります. 仮にすっきりしなかった事例でも, 実はその場での対応として考え得る最良の選択ができていたことに気づくこともあります. 事例における本当の課題やエッセンスが浮き彫りになり, 次に活かせる点を見出すことができます.

　またスタッフ同士, お互いの価値観に気づくこともあります. 不思議なことに, このような体験を一緒にすると, いわゆる「同じ釜の飯を食べた」仲のような感覚

9章　「ケアの意味を見つめる事例研究」を現場で使う

が生まれ，その後の事業所内でのコミュニケーションもスムーズになります．対話を通じて明らかになった，事例の真のエッセンスに則してカンファレンスを実施することで，企画者が大切にしていることを参加者に周知し，それに共感してくれるスタッフも増えて，コミュニケーションがさらに活発になります．

カンファレンス係は約1年の任期となっているので，スタッフが入れ替わることで実践のエッセンスを見出す体験をする仲間が増え，対話とお互いの素敵な部分を含めた相互理解が一層促進され，取り組みの効果はさらに上がります．このような体験を重ね，事業所全体で大切にしていきたい文化の形成に寄与することが，カンファレンス係の真の役割です．事例研究とそれに伴う対話には，無限の可能性があります．これからも，引き続き取り組んでいきたいと思っています．

文献
・安保寛明，武藤教志(2010)．コンコーダンス─患者の気持ちに寄り添うためのスキル21．医学書院．

(小倉　遊)

ワークシートを活用してみよう!
─「意識化」「言語化」のヒントを探る

私は大学病院の集中治療室に6年間勤務した後，訪問看護へと実践の場を移しました．大学病院に勤務していたころから，私は看護師の「良い看護」とは何かをずっと考えていました．しかし答えはなかなか見つからず，在院日数が減ったから良い看護だったのか，クリニカルパス通りに行ったから良い看護だったのか，患者・家族が喜んでくれたから良い看護だったのかなど，さまざまな疑問を感じていました．

そのような折，『看護研究』誌のCMCの特集(51巻5号，2018)に出会い，セミナーに参加してみました．そこで，看護を言語化・メタファー化し，現象学的アプローチで解明していく方法を知り，「訪問看護の現場でやってみたい！」と思ったのが，事例研究に取り組むきっかけでした．訪問看護の現場では1人で訪問して1人で考える機会が多く，病院等での看護と比較すると，特に実践が見えにくいという特徴があり，この事例研究の取り組みが一層適していると思いました．

しかし，実際に訪問看護の現場で事例研究を行う場合には，スタッフ同士の訪問スケジュールがバラバラで，まとまって話し合える時間を確保する難しさや，看護の意味を言語化してスタッフから汲み上げることの難しさ，それを正確に表現することの難しさを痛感します．それでも，進めていくにつれて自分たちの行った看護が言語化され，無意識に考えていたことや，意識していたけれど言語化していなかったこと，そして実践していたことの大切さを知ることができ，よ

り看護の面白さを実感することができました．このような体験を，ワークシートの活用を中心にご紹介します．

事例の紹介

　私が取り組んだ事例研究では，病状の変化や気持ちの変化の移り変わりが頻繁にある中で，「なぜか最後にはうまくいったな」と，担当していた看護師らが感じることのできた，子宮がん末期の方を取り上げました．

　その方は，入院中に身体拘束が行われて「死んだほうがましだ」と感じられ，自宅での療養・看取りを希望されていました．PCAポンプを使用した麻薬投与で疼痛緩和を図りながら，なんとか退院してご自宅に帰られたところから，訪問看護の介入は始まりました．介入開始から看取りまでの概要は，以下の通りです．

　退院直後から週3回，日中に訪問看護師が訪問し，麻薬等での症状コントロールを行いました．そして身体状況に応じて，福祉用具の導入や介護サービスの訪問頻度の調整を行いました．症状コントロールが効を奏したころに訪問看護師の訪問は週1回に減らして，本人と夫の2人だけの時間をつくりました．

　しかし，1週間もしないうちに症状が悪化して傾眠状態となりました．その中で，「夫と共に家にいたい」という本人の思いと，「できることなら妻を自宅で看取りたい」という夫の思いを，訪問看護師が介入の中で聞き出しました．お二人がお互いに気を遣い合う中で，言い出せない気持ちを訪問看護師がつなぎながら，在宅療養を行いました．そして退院から約2か月後，夫が見守る中で自宅での看取りを実現することができました．

　事例研究を共に行ったメンバーは，感性は豊かですがケアを言語化するのが少し苦手という主担当の看護師と，医学的な事象を捉えることに長けてはいますが利用者や家族の気持ちを汲み取るのが苦手という看護師，そして，このご利用者様をほとんど訪問したことのなかった私でした．

　取り組むにあたり，私は，日頃から感じていた「なぜかわからないけど，うまくいった」と思うことを，しっかりと他のメンバーにも伝えていきたいという気持ちとともに，一緒に取り組む看護師同士で，お互いの看護実践への理解が生まれるのではないかという期待を伝えました．

ワークシートを活用する

　まずは日々の看護記録や社内SNSの情報共有ツールの中から，ありったけの情報や言葉を，時系列に沿って「事例研究ワークシート」に記載しました．どこが前期・中期・後期かは明確にせず，とにかく情報を提示することをメインにしました．情報を集められるだけ集めたら，主担当の看護師に，リフレクションの手法を使いながら，シートに記述されているケアや言動に隠されている意図を探り

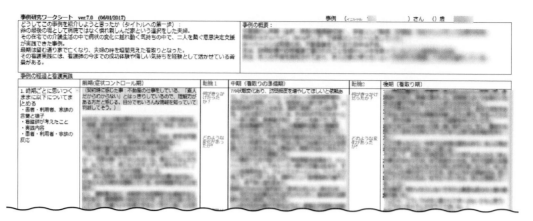

図 9-9　ワークシートの全体像

ました．

　その際，「なぜこの言葉を使ったの？」「ここで本人に話しかけた意味は？」などとどんどん深掘りし，「ここでこの発言ができたのはすごい！　参考になる！」とポジティブなフィードバックもしながら，主担当の看護師が嫌な気持ちにならないよう，むしろ逆に気分を乗せていけるように配慮しました．また，あえて実践の記述の横に，「ここで看護師が考えたこと」といった注釈もつけてみました．

　そうして出来上がった「経過表」を，ケアによって変化はしないであろう情報は割愛しながら，前期・中期・後期に分けていきました．全体を見渡し，前期は落ち着いているとき，中期は何か変化が加わったとき，後期は転換が起きたときに分けることにしました（図 9-9）．

▶ キャッチコピーをつくる

　次に，「キャッチコピー」を考えます．この時，訪問看護の現場業務を行いながら事例研究を並行して進めていたので，まとまって考える時間がとれないという課題にぶつかりました．そこで隙間の時間を使って各々の考え等を共用できるツールとしてクラウド型の Google ドキュメントを活用することとし，コメント欄に自分が思いついたキャッチコピーを書きこみ，ケアに対するイメージを共有しました．CMC において，キャッチコピーは「思いついた自由な言葉で」とされているので，それを大切にしながら，ご利用者様と家族の当時の様子を振り返り，少々面白がりながらも楽しく，キャッチコピーをつけていきました（図 9-10）．

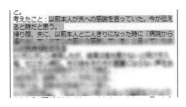
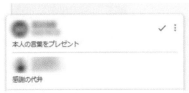

図 9-10 作成したキャッチコピー

図 9-11 キャッチコピーから小見出しを作成

▶ 小見出し・大見出しをつくる

　その後，キャッチコピーを Google のスプレッドシートに羅列し，キャッチコピーから受けるインスピレーションに沿って，新卒や経験の浅い看護師でもわかりやすい表現を意識しながら，今度は小見出しを作成しました．

　例えば，**図 9-11** では「本人の言葉をプレゼント」という意識化したキャッチコピーを，「本人の言葉を伝えることで，決定した意思を支える」という形でメタファー化し，事例研究には関わっていない他の看護師にも伝わるようにしました．私たちはこの過程が最も重要だと考えていたので，お互いにキャッチコピーをつけた感覚を正確にメタファー化していくために，この過程は 3 人で集まって，しっかりと話し合いを重ねました．

　小見出しを抽出したら，さらにメタファー化を進めるために，前期・中期・後期の関係性にも考慮しながら大見出しを作成しました（**図 9-12, 13**）．

　例えば，**図 9-12** では，前期（図中では「初期」）の小見出し「訪問に行っていないときも本人・家族の変化を想像しておく」と，中期の「コントロール不能な状態を察知し，看取りまでの過ごし方を意識し始める」，そして後期の「希望をかなえるために，邪魔していることを整理しはじめる」の 3 つを統合し，「いつ意思決定の場面が来てもいいような心の事前準備」という大見出しをつくりました．小見出しから，これらをより大枠で捉える大見出しをつくるときには，当初は小見出しが多すぎて，前期・中期・後期の関連性を見出しにくくなっていました．そこで，

大見出し	小見出し	看護実践（行動・思考）		
		初期（症状コントロール期）	中期（看取りに進む転換期）	後期（看取り期）
いつ意思決定の場面が来てもいいような心の事前準備	訪問に行っていないときも本人・家族の変化を想像しておく	看護師が来るのはありがたいが本人が疲れてしまうと夫から入電。いつでもヘルプできる準備がある旨をお伝えし、連日から週1の訪問とする。	看護師が来ないことで、病気から気持ちを離し過ごすことができているだろうか。普段から夫婦の小さな言い合いがあったが、二人きりの時間が続くことで、煮詰まってきていないかと考える。	今までの情報収集の中から、本人家族の考え方や傾向を分析し、訪問していない間も家での状況を想像し、緊急時に備えてチームで身体状況だけでなく、気持ちの面も共有していた。
	コントロール不能な症状の出現を察知し、看取りまでの過ごし方を意識し始める		腫瘍が大きくなっており、今までは症状コントロールが中心だったが、最期の時をどう考えているんだろうと考える。関わっている看護師として自分がやらないとという自覚が芽生える。	
	希望をかなえるために、邪魔していることを整理しはじめる		迫ってきていつ亡くなってもおかしくない現状からの逃避をしている状況であると推測。夫は家にいさせたいと思っているが、邪魔している不安を明らかにできない。そこには何か理由があるのではないかと思う。そして本人はどう考えているんだろうと疑問に思う。	

図 9-12　小見出しから大見出しを作成 1

大見出し	小見出し	看護実践（行動・思考）		
		初期（症状コントロール期）	中期（看取りに進む転換期）	後期（看取り期）
最後に向けた本人、家族のための行動を起こす	自分が患者の状況に置かれたらどう思うかを想像し、自分が考えるであろうことを言う。			今は毎日、怖かったりしないですかと素直な自分の人間の言葉で聞く。
	医療的な立場と生活を見ている立場の両方の視点で看護師から見た、終末期にある現実を伝える		あえて思っていることを素直に聞き、予後について想像できることをしっかりと看護師からも言い、情報収集の段階で聞いていた本人の言葉を残される人に伝えて、意思決定を支援した。	「明日になるのか、1週間後になるのかは分かりませんが、その時は近い状態だと思います。」と夫に伝える。本人、夫と信頼関係も築けていると思い、本当のことを言う役割が来たと思った。死期の話をしないと、サービスを動かしたり、医師と調整することは不可能だと判断した。
	武器となる「本人の言葉」を伝えることで、決定した意思を支える			以前本人が夫への感謝を言っていた。今が伝える時だと思う。帰り際、夫に、以前本人と二人きりになった時に「病院から連れ出してくれて心の底から感謝している」と言っていた本人の気持ちを伝える。

図 9-13　小見出しから大見出しを作成 2

　同じく CMC を行っている大学教員の方のスーパーバイズを得て，より実践知が隠れていることが伝わりそうな内容の小見出しを取捨選択したうえで，大見出しをつけました．

　このメタファー化の過程では，無意識下で介入の初期から考えていることがあったことに気がつきました．今回の場合，看取りに向かう過程で，いままで自分たちが得た知識や経験を糧に，これから起こるであろうこと等の未来を予想し訪問看護の介入の初期から関わっていたということを，看護師同士の対話の中から発見できたので，それをメタファー化する作業を行いました．このプロセスは，ご利用者様への介入の意味が，看護師同士の間で無意識のうちにお互いに染み込んでいった瞬間でもありました．

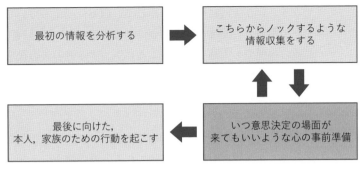

図 9-14　実践図の作成

▶ 実践図をつくる

　大見出しまで作成したら，その関連性をみていくために，実践図をつくりました（図9-14）．今回の場合，「最初の情報を分析する」段階から，「こちらからノックするような情報収集をする」ことと「いつ意思決定の場面が来てもいいような心の事前準備」をしておくことを繰り返した後，「最後に向けた，本人，家族のための行動を起こす」という流れの図になりました．事例研究の最終段階にこの流れ図を作成したことで，実践から得た知を視覚化でき，他の事例にも転用できると考えました．

▶ 「言語化」「メタファー化」がもたらす成果

　このように，看護師同士の対話とリフレクションが，これまで無意識的に行っていたがんの末期の利用者に対する意思決定支援の介入を言語化するきっかけとなりました．エキスパートに近づくほど実践は自然と身についたものになり，1つひとつの動作を意識しないまま，全体を勘案した動きが取れるようになります（Benner, Tanner, & Chesla, 2009）．CMCの中でいわれる「問われ語り」を通して，ケアの意味を意識化・共有できる（山本，2018）ことを体感しました．
　また，1人ひとり性格や得意な分野・技術，コミュニケーションの特性などが異なる看護師同士でリフレクションを行うことで，これまで無意識的に行っていた看護を意味づけし合い，お互いに得られた看護の実践知を共有することができました．
　今回のケースでいえば，「感情を捉えることの得意な看護師」の実践が言語化され，「感情を捉えることが苦手な看護師」にとってはそれが実践の解説を見聞きするような体験となり，今後の実践に活用する礎になったのではないかと思います．実際，この後の看護介入において，「感情を捉えることが苦手な看護師」が，事例研究を通して言語化された観察の視点や捉え方などをもとに見よう見まねで行っ

てみるという実践につながったので，確実に変化していることを実感しています．また主担当の看護師は，今回の事例における「本人の言葉」や「心の準備」をヒントに他の事例でも実践していることに気づき，その後の後輩指導に活かしている場面をよく見かけます．今回の事例研究に関わった看護師は3人でしたが，実践した看護を意識化/言語化したことで，他のスタッフにも広がっていくものと考えられます．

　当事業所では現在，新たな事例研究にとりかかっています．CMCの取り組みを通して，訪問看護の現場で実践される看護の知を伝え合いながら，実践力のさらなる向上につながっていくことを期待しています．今後もケアの意味を意識化し言語化していくために，引き続き，積極的に取り組んでいきたいと思っています．

文献
・ Benner, P., Tanner, C. A., & Chesla, C. A.(2009). *Expertise in Nursing Practice : Caring, Clinical Judgment and Ethics.* Springer Publishing.
・ 山本則子(2018).「ケアの意味を見つめる事例研究」着想の経緯と概要. 看護研究，51(5)，404–413.

（高田雄貴）

あとがき

私が最初に取り組んだ「ケアの意味を見つめる事例研究」（CMC）は，「定年退職が近づいている退院支援看護師の技を研究として残せないものか…」という実習病院の看護部長からの要望に応じて行ったもので，そこで出会ったのは以下のような実践でした．

退院に際して訪問看護は必要ないと思っている担当患者の家族に対し，決して説得することなく，誰かのサポートがあったら心強いと家族が感じるタイミングを待って，そのときが来たら「いつでも止められるから試しに」と勧めて訪問看護の導入に至った，優しく，忍耐強く，見通しをもったベテランの技．その退院支援看護師は，訪問看護の経験から，その患者が訪問看護を入れずに在宅移行したら早晩再入院になると予測しつつ，他人の手を借りずに自分のペースで介護したい妻の気持ちも理解し，同時に吸引などの技術習得のため退院までに幾分時間があるとの見通しをもっていました．そこで，特に用事がなくても妻の面会時間に合わせて訪室し，世間話で関係をつくりつつタイミングを待ちました．その仕込みがあっての訪問看護導入でした．私は，自分にはできないケアの展開を間近で感じ取れたこの経験で，すっかり CMC に嵌まりました．

看護を学び始めて 45 年になりますが，看護を理解するには人生は短いと思います．前述した退院支援看護師の実践がそうであったように，安全な在宅療養への移行支援などの「対人の実践」は，人間のもつ多様な文脈とともに繰り広げられるがゆえに複雑で，ケア実践者は現場で直面する課題などに真摯に対応しようと，常に流動的な状況の中で判断し行動しています．そして，そこで生み出される知は，日々創造されながらも蓄積されず，そのすぐれた実践知のほとんどが共有されないまま終わってしまいます．

CMC は，一事例についてケア実践者を含むチームで省察し，成果を生み出したケアの意味を振り返り分析することで，そこに在った貴重な知見を明示化できます．そして，その知見の共有はケア実践者個々が現場で直面する課題などに対処する際のヒントとなり，創造的な実践を生み出すことを支援すると確信しています．

この取り組みを看護界に広めたい．そう思って「ケアの意味を見つめる事例研究」検討グループは，過去 12 年の取り組みで年 1〜2 回の事例研究セミナーを主催し，大小 100 回近くの招待講演を行ってきました．こうした活動を通して，私と同様に CMC に魅入られる仲間が増えてきている実感もあります．いまではその仲間は看護界に留まらず，作業療法や保育，介護の場にも拡大してきています．今回，本書を世に送り出すことで，CMC を知りたいと思う多くの方々に届き，すぐれたケアの伝承に役立つことを願っています．

あとがきを締めるにあたり，本書発行に至るまでにお世話になった方々に謝意を表したいと思います．CMC の開発を目的として科学研究費補助金の助成を受けた研究「『日本の現場発看護学構築』を目指した事例研究方法の確立」お

205

よび「『卓越したケアの伝播/継承を可能にする事例研究』の方法の確立」のメンバーの皆さま，よちよち歩きのCMCを信じてCMCに取り組んでくださった皆さま，CMCの学びをともにしている事例分析会や読書会構成員の皆さま——皆さまとの交流がなければ，本書の完成に辿り着くことはなかったと思います．

　最後になりましたが，医学書院の小長谷玲さんには，長い間，本書の出版に向けて励ましをいただきました．感謝申し上げます．

2025年2月

編集　柄澤清美

索引

欧文索引

A・C

abduction　16, 55, 60

CMC（Case Study to Focus on the Meaning of Care）　13, 15-20
　➡「ケアの意味を見つめる事例研究」もみよ

E・G

e ラーニング　103

generalizability　19
good practice　124
Google Scholar　80

I

idiographic な知　129
inspirability　19

M・N

move　137, 138, 142

narrative　142
nomothetic な知　129

P・S・T

PubMed　80

story　142

thick description　120
transferability　148

U・V

understandability　119
universality　19

verisimilitude　124, 135, 143

和文索引

あ行

新しい科学　133
新しい事例記述　145
アナロジー　121, 122
アリストテレス　8, 130, 132
暗黙知　8

石井淳蔵　135, 145
意識化/言語化　8, 13, 14, 31, 32
意思決定支援　11
一般化可能性　18, 19, 120, 121
一般性（普遍性）　142
一般性（了解可能性）　141
医療・介護関係事業者における個人情報の適切な取扱いのためのガイダンス　112
インフォームド・コンセント　105, 107

ヴィンデルバント，W.　129

エピステーメー（学問的知識）　130, 131
エピソード記述　135, 138-140

大見出し　14, 47, 53, 61, 63-65, 67-70, 77, 82, 84, 87, 144, 147, 148, 160, 175, 201
　──, ケアの意図・キモ　15

か行

解釈主義　129
学術集会　74
学術性　117, 118
ガダマー，H-G.　16, 50
語り合い　11, 17, 30
学会発表　74, 77
カテゴリー　12, 16
仮名加工情報　109
河合隼雄　134, 135
看護観　123
看護研究推進プロジェクト　172

看護研究における倫理指針　110
看護実践の知　8
患者観　19, 116, 121, 123
間主観性　16, 17
間主観的　61
間主観的普遍性
　　　　　　17, 138, 142, 147-149
間身体性　41

技術知　17
客観性　117
キャッチコピー　14, 31, 47, 56, 60,
　61, 63-65, 70, 200
キャッチコピー創り
　　　　　　53, 56, 57, 61
キャリア開発ラダー　166

鯨岡峻　17, 135, 139
グラウンデッド・セオリー・アプ
　ローチ　4, 12, 16
グループワーク　32, 169
グループワークシート　181
グレイザー，B.　4

ケア実践　6, 7, 9
　―― の知　6
ケアの意味を見つめる事例研究
　（CMC）　13, 15-20
　―― における「事例」　26
　―― の３つの特徴　15
　―― のアウトライン　13
　―― の学術性　18, 115
　―― の活用　153
　―― のステップ　13, 31
　―― のステップとしかけ　14
　―― の普遍性　134, 147-149
　―― の分析の方法　31
　―― の方法論的背景　15
経過表　34, 82, 83, 192, 200
経験科学　128
研究計画書　93
　―― の構成　94
　―― の作成の意義　101
研究資金　100
研究説明書　100
現象学　11, 16, 39, 129

現象学的研究　16
現象学的世界　42
現象学的な態度　39
原初的沈黙　8, 12, 16, 42, 56
厳密性　18, 19, 124

合意性　120
後期，時期区分の　35, 71
構築主義　129
行動変容　121
コーディング　12
国際医学団体協議会　111
個人情報　111
　―― の加工　111
　―― の保護　111
個人情報の保護に関する法律
　（個人情報保護法）　111, 112
個人情報保護法ガイドライン　111
個性記述的な知　129
小見出し　14, 47, 53, 61-65, 67-70,
　77, 82, 84, 87, 147, 148, 160, 175,
　201
　――，ケアのコツ　15

さ行
再現可能性　119, 128
再現性　119, 129
再ナラティブ化（文章化）
　　　　　　13, 14, 31, 79

潮目　36, 71
時期区分　35, 61, 67, 69, 71, 82
実証主義　18, 116, 128, 129, 133
実践行為　63, 82
症例報告　104
抄録作成　74
ショーン，D.　17
触発　30, 121
触発性　18, 19, 66, 85, 120, 121, 123,
　138, 142
事例
　―― の概要　32
　―― の選択　26
事例研究　5, 9, 13, 19, 20, 26, 104
　―― の学術性　117

　―― のプロセス　30
事例研究会　175
事例研究論文　18, 79, 89, 116
事例研究ワークシートの活用
　　　　　　178
事例検討会　178
新規性　122, 123
陣田泰子　17

ステイク，R.　17
ストラウス，A.　4

正確性　120
世界観　19, 116, 121, 123
前期，時期区分の　35, 71
専門看護師　174
　―― による倫理調整　174

ソフィア（知恵）　130, 131

た行
タイトル　65
代理人（代諾者）　111

チーム　29
知識変換の４つのモード　17
中期，時期区分の　35, 71

追体験　121
塚本明子　13

適切な同意　105
テクネー　17, 130, 131
転用可能性　120, 121, 148, 149

問いかけ　44-47
問い手　34, 43, 49, 50
同意書　100
同意撤回書　100
当事者研究　16, 36
読者の準備性　121
外口玉子　17
匿名加工情報　109

208　　　索引

問われ語り　11, 14, 16, 17, 31, 32, 40, 44, 45, 47, 149, 150, 156, 160, 169, 175, 177, 203
　── で留意すること　48
　── の実際　42
　── のときのルール　43

な行
内的妥当性　123
内的な動き　138, 139, 142
ナラティブ　10, 15, 19

ニュルンベルク綱領　111
人間を対象とする健康関連研究の国際的倫理指針　111

ヌース（知性）　130, 131

野中郁次郎　13

は行
パース，C.　60
ハイデッガー，M.　16
迫真性　123, 124, 135, 143, 144
発見的推論　16, 55, 60, 64

東めぐみ　17
人を対象とする医学研究に関する倫理指針ガイダンス　102
人を対象とする生命科学・医学系研究に関する倫理指針　102
表　14, 15, 31, 62, 65, 67-71, 77, 82, 83

── の点検　67
評価基準　18
表創り　53, 61, 66, 71

ファシリテーション・グラフィック
　169
ファシリテーター　169
分厚い記述　120
フッサール，E.　16
普遍化　121
普遍性　19, 127, 136
プラクシス（実践）　131, 132
ブルーナー，J.　135, 142-144
フロネーシス　8, 17, 130-132

ベナー，P.　16
ヘルシンキ宣言　111

ポイエーシス　131
法則定立的な知　129
ポランニー，M.　8
ホワイトボード　35, 64, 169

ま行
見出し　15, 19, 62, 66
見出し創り　53, 61, 66

メジロー，J.　13, 17, 39
メタファー
　12, 13, 15, 19, 54, 55, 64, 66
メタファー化
　13, 14, 31, 53, 56, 77, 201, 203
メルロ＝ポンティ，M.
　8, 10-12, 16, 41, 42, 56

物語　135, 137, 138, 142-147

や行
山本力　17

良き実践　124

ら行
ラダー研修　166

利益相反　100
理解可能性　119, 122
リコールバイアス　49
リフレクション　17, 176
了解可能性　148, 149
倫理審査　103
倫理審査委員会　102
倫理調整　174
倫理的配慮　93, 99, 102

類推　121, 122

ロルフ，G.　6, 17
論文
　── の構成　80
　── の執筆　79, 80
　── の投稿　88
　── を書くための Tips　89

わ行
ワークシート　31, 32, 36, 38, 39, 43, 48, 50, 82, 199